全国卫生职业院校学习笔记系列丛书

社区护理学习笔记

主　编　彭月娥

副主编　吴春凤　邓兰萍　廖晓春

编　者　(按姓氏汉语拼音排序)

邓兰萍　宜春职业技术学院

廖晓春　九江学院

彭月娥　长沙卫生职业学院

吴春凤　江西医学高等专科学校

吴妮娟　宜春职业技术学院

阳晓丽　海南医学院

科学出版社

北　京

内 容 简 介

　　本书是以《社区护理学》教材为蓝本编写的配套的辅导教材，根据中高职护理专业培养目标的要求和学生的学情特点进行适当的删减。全书共分为 15 章，内容包括社区护理概论、社区环境与健康、流行病学基础与社区护理等。每章又分为学习要点剖析和学习评价两部分，学习要点剖析是教材内容的提炼，涵盖学习的重点和考点，学习评价习题类型包括名词解释、填空题、选择题和简答题。本着"在教材中提炼精华，从零散中挖掘规律，到习题中练就高分，从成长中迈向成功"的宗旨，以教学内容为基础，结合考试内容，整合执业考试考点考题。

图书在版编目 (CIP) 数据

社区护理学习笔记 / 彭月娥主编 . —北京：科学出版社，2015.1
全国卫生职业院校学习笔记系列丛书

ISBN 978-7-03-042676-5

Ⅰ. 社…　Ⅱ. 彭…　Ⅲ. 社区-护理学-高等职业教育-教学参考资料
Ⅳ. R473.2

中国版本图书馆 CIP 数据核字 （2014） 第 284555 号

责任编辑：许贵强 / 责任校对：刘亚琦
责任印制：肖　兴 / 封面设计：范璧合

科 学 出 版 社 出版
北京东黄城根北街 16 号
邮政编码：100717
http://www.sciencep.com
新科印刷有限公司 印刷
科学出版社发行　各地新华书店经销
*
2015 年 1 月第　一　版　开本：787×1092　1/16
2015 年 1 月第一次印刷　印张：12 1/2
字数：197 000
定价：29.80 元
（如有印装质量问题，我社负责调换）

前　言

　　社区护理是护理学的重要分支，是研究在社区卫生医疗过程中所应用的护理理论、技能、行为和科学管理的一门综合性应用科学，具有综合性和实践性的特点。护理在社区卫生服务中占有重要地位，是保证社区卫生服务正常运转的关键。因此，作为新世纪的护理人才，很有必要掌握社区护理相关知识。为适应我国卫生职业教育发展的需要，方便学生掌握社区护理教材内容、巩固所学知识、利于考前复习、应对考试，我们共同精心编写了本教材。

　　本教材以"内容全面，注重实际，表现丰富，适合学习"为特点，保证学校的整体使用，方便学生学习。编写体例充分考虑社区护理的特点，方便学生阅读理解。共分为十五章，包括社区护理概论、社区环境与健康、流行病学基础与社区护理、护理程序在社区护理中的应用、社区健康教育与健康促进、心理卫生与社区护理、家庭访视及家庭护理、儿童健康、青少年卫生保健、妇女健康、老年人的健康、社区康复护理、慢性病人的居家护理、家庭健康评估、社区诊断，编写内容全面，且具有较强的系统性。本书可帮助学生快速掌握社区护理知识、利于有效应对社区护理考试，也可以作为社区护理服务人员继续教育和自修提高的参考书。

　　参加本书编写的人员是长期从事社区护理教学、社区护理工作的专家学者。本书在编写过程中参考了许多相关著作及国内外大量文献，扩展和更新了视野，体现了与时俱进的特点。

　　在本书编写过程中，得到各兄弟学校和单位的大力支持，特此致以衷心的感谢。

　　由于编者能力和水平有限，书中的疏忽和不妥之处，恳请使用本教材的各位师生和同仁惠予指正！以便今后修订时予以完善。

编　者

2014 年 11 月

目　　录

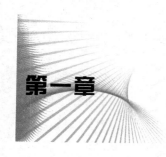

第一章

社区护理概论

第一节　社区和社区卫生服务

★（一）社区的概念

我国社会学家费孝通先生将社区定义为：社区是指由若干社会群体（家族、氏族）或社会组织（机关、团体）聚集在某一个地域里所形成的在生活上相互关联的大集体。

WHO 指出：一个有代表性的社区人口约在 10 万～30 万之间，面积在 5000～50 000 平方公里。

我国：分为城市社区（街道、居委会）和农村社区（乡镇、村）。

（二）社区构成的基本要素

（1）人群

（2）地域

（3）文化背景和生活方式

（4）生活服务设施

（5）生活制度和管理机构

*（三）社区的功能

（1）社会化功能
（2）生产、分配及消费的功能
（3）社会参与和归属的功能
（4）社会控制功能
（5）相互支持及福利功能

*（四）社区卫生服务的概念

社区卫生服务是社区建设的重要组成部分，是在政府领导、社区参与、上级卫生机构指导下，以基层卫生机构为主体，全科医师为骨干，合理使用社区资源和适宜技术，以人的健康为中心、家庭为单位、社区为范围、需求为导向，以妇女、儿童、老年人、慢性病人、残疾人等为服务重点，以解决社区主要卫生问题、满足基本卫生服务需求为目的，融预防、医疗、保健、康复、健康教育、计划生育技术服务功能等为一体的，有效、经济、方便、综合、连续的基层卫生服务。

（五）社区卫生服务的内容

（1）社区预防
（2）社区医疗
（3）社区保健
（4）社区康复
（5）社区健康教育
（6）计划生育技术指导

*（六）社区卫生服务的特点

（1）服务对象的广泛性
（2）服务的内容的综合性
（3）贯穿生命全程的连续性
（4）满足居民卫生服务需求的可及性

（七）发展社区卫生服务的必要性

（1）现代健康观与医学模式的转变

（2）人口结构——人口老龄化

（3）疾病谱的改变——由传染性疾病改变为心脑血管病、糖尿病等慢性疾病

（4）医疗费用高涨

第二节 社区护理

*（一）社区护理的概念

社区护理是将护理学与公共卫生学理论相结合，用以促进和维护社区人群健康的一门综合性学科。

公共卫生学是一门预防疾病、延长寿命、促进身心健康和提高工作效率的科学和艺术。

*（二）社区护理的特点

（1）以健康为中心

（2）以人群为主体

（3）有高度的自主权和独立性

（4）工作的长期性、连续性和可及性

（5）多部门协调合作提供综合服务

（三）社区护理的工作内容

（1）社区人群健康教育

（2）为社区家庭提供护理技术与护理服务

（3）预防和控制传染性疾病与感染性疾病

（4）社区环境、职业防护与家居安全的管理

（5）社区儿童、妇女、中老年人预防保健

（6）社区人群心理卫生与精神保健

（7）院前急救护理

（8）临终关怀及护理

第三节　社区护士

＊（一）社区护士的角色

（1）护理提供者

（2）咨询者

（3）教育者

（4）卫生服务协调者

（5）管理者

（6）研究者

（7）社区资源的开发者

（8）社区居民的代言人

（二）社区护士具备的能力

（1）人际交往和沟通能力

（2）组织管理能力

（3）实际操作能力

（4）综合分析能力

（5）健康教育能力

（6）领导决策能力

（7）独立判断、解决问题的能力

（8）预见能力

（9）调研、科研能力

（10）自我防护能力

（三）我国社区护士的要求

（1）具有国家护士执业资格并经注册。

（2）通过地（市）级以上卫生行政部门规定的社区护士岗位培训并经考

核合格。

（3）独立从事家庭访视护理工作的社区护士，应具有在医疗机构从事临床护理工作5年以上的工作经验。

第四节　社区护理的发展

（一）社区护理发展史

1. 家庭护理阶段（公元后～1895年）　1859年，英国利物浦市的威廉·勒思朋（William Rathbone）在当地开创"地段护理服务"。

2. 地段护理阶段（1860～1900年）　在19世纪中期到19世纪末期50年间，英国、美国陆续开设了地段护理服务。

3. 公共卫生护理阶段（1900～1970年）　1893年，丽莲·伍德女士（Lillian Wald）在纽约的亨利街成立服务中心，她是第一个使用公共卫生护理名称的人，被称为现代公共卫生护理的开创人。

4. 社区护理阶段（1970年至今）　1970年，美国的露丝·依思曼首次使用了社区护理一词，将公共卫生护士与社区护士进行了区别，指出社区护理的重点是社区。

社区护理的发展阶段

阶段	护理对象	护理类型	护理内容
家庭看护	贫困患者	以个体为导向	医疗护理
地段看护	贫困患者	以个体为导向	医疗护理
公共卫生护理	有需求的民众	以家庭为导向	医疗护理及预防保健
社区护理	社区居民	以人群为导向	健康促进及疾病预防

模拟试题测试，提升应试能力

一、名词解释

1. 社区

2. 社区卫生服务

3. 社区护理

二、填空题

1. 社区构成的最基本要素包括_____和_____。

2. 我国社区可分为_____和_____。

3. 社区卫生服务工作中的"六位一体"是指_____、_____、_____、_____、_____、_____。

三、选择题

A₁ 型题

1. 根据 WHO 对社区的解释，一个有代表性的社区人口约在（   ）

A. 在 3 万 ~10 万之间

B. 在 10 万 ~30 万人之间

C. 在 50 万 ~60 万人之间

D. 在 80 万 ~100 万人之间

E. 在 5 万 ~10 万人之间

2. 对社区功能的描述不正确的是（   ）

A. 社会化功能

B. 教育功能

C. 社会控制功能

D. 相互支持及福利功能

E. 生产、分配及消费的功能

3. 社区护理起源于（   ）

A. 康复医学

B. 替代护理

C. 临床医学护理

D. 公共卫生护理

E. 临床医学

4. 下列有关社区护理特点的叙述，不正确的是（   ）

A. 以健康为中心

B. 以个体为主体

C. 有较高的自主权和独立性

D. 与多部门合作提供综合服务

E. 工作的长期性、连续性和可及性

5. 社区护士任职应具备条件中正确的是（   ）

A. 具有国家护士资格者

B. 通过地（市）以上卫生行政部门规定的社区护士岗位培训

C. 应具有在医疗机构从事临床护理工作 5 年以上者

D. 通过地（县）以上卫生行政部门规定的社区护士岗位培训

E. 经注册的护士

6. 世界第一位访视护士是（   ）

A. 威廉·勒斯明   B. 圣菲比   C. 丽莲·伍德

D. 露丝·依瑞曼　　E. 罗宾森

7. 社区护士的主要角色是（　　）

A. 照顾者　　　　　B. 教育者与咨询者　C. 组织者与管理者

D. 协调者与合作者　E. 以上都是

8. 社区护士应具备的能力有（　　）

A. 综合分析能力　　B. 实际操作能力　　C. 人际沟通和协作能力

D. 健康宣教能力　　E. 以上都是

A$_2$ 型题

9. 某护士要开展健康教育工作，在测试不同的健康教育方法的效果时，护士的角色是（　　）

A. 协调者　　　　　B. 照顾者　　　　　C. 教导者

D. 管理者　　　　　E. 研究者

10. 某社区建立了老年人活动中心，以便老年人闲暇时间活动、聊天等。这是社区的哪项功能（　　）

A. 社会化功能　　　　　　B. 生产、分配及消费的功能

C. 社会参与和归属的功能　D. 社会控制功能

E. 相互支持及福利功能

A$_3$ 型题

（11、12 题共用题干）

护士与一糖尿病病人及家属共同研究和讨论病人出院后的饮食安排问题、运动方式的选择及注意事项。

11. 此时护士的主要角色是（　　）

A. 管理者　　　　　B. 照顾者　　　　　C. 教导者

D. 协调者　　　　　E. 咨询者

12. 此时这护士应具备什么能力（　　）

A. 实际操作能力　　B. 健康教育能力　　C. 综合分析能力

D. 领导决策能力　　E. 独立判断、解决问题的能力

A$_4$ 型题

（13~15 题共用题干）

小李今天到某卫生服务机构应聘社区护士，主考官问了她一下几个问题。

13. 能提供"六位一体"服务的是（　　）

A. 县级医院　　　　　B. 市级医院　　　　　C. 省级医院

D. 社区卫生服务中心　　E. 专科医院

14. 为居民建立健康档案的机构（　　　）

A. 县级医院　　　　　B. 市级医院　　　　　C. 省级医院

D. 社区卫生服务中心　　E. 专科医院

15. 以全科医师为主要形式提供医疗服务的机构是（　　　）

A. 县级医院　　　　　B. 市级医院　　　　　C. 省级医院

D. 社区卫生服务中心　　E. 专科医院

四、简答题

1. 社区的功能有哪些？

2. 社区卫生服务的特点有哪些？

3. 社区护理的特点有哪些？

4. 社区护士的角色有哪些？

5. 社区护士具备的能力有哪些？

6. 简述我国社区护士的要求。

（吴春凤）

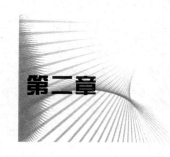

第二章

社区环境与健康

第一节　自然环境因素与健康

（一）自然环境因素

1. 生物因素　包括动物、植物、微生物等，它们在相互依存、相互制约中生存。

2. 化学因素　空气、水、土壤等的自然化学组成都是比较稳定的，这种相对稳定的环境是保证人类正常生活和生产的必要条件。任何自然因素的变动或人为活动，都可能使空气、土壤、水及食物的化学组成发生变化。

3. 物理因素　生活和生产环境的温度、湿度、气压等气象条件，噪声、振动、电离辐射和非电离辐射等物理因素，无不与人类生活、生产和健康有密切关系。

（二）环境污染

1. 环境污染的概念　环境污染指自然的或人为的向环境中添加某种物质而超过环境的自净能力而产生危害的行为。严重的环境污染可引起公害。

2. 环境污染物的种类和来源

（1）环境污染物的种类：①化学性污染物，常见的有有害气体、有机及无机化合物、农药以及高分子化合物等。②生物性污染物，如病原微生物、寄生虫和各种动、植物等。③物理性污染物，如噪声、电离辐射、电磁辐射等。

（2）环境污染物的来源：①生产性污染物，工业生产排放的"三废"：废气、废水、废渣。②生活性及医院污染，生活"三废"，粪尿、垃圾、污水以及医院污水、医院废弃物。③交通性污染，各种交通运输工具行驶时可排放大量废气和产生噪声。

（三）自然环境有害因素对健康的损害

1. 急性危害　由于大量的环境污染物于短时间内进入机体所致。

2. 慢性危害　环境中有毒、有害的污染物低浓度、长时间、反复地作用于机体所产生的危害。

3. 远期危害　此危害作用并不是在短期内表现出来的。主要有"三致"作用：致突变、致癌和致畸。

4. 非特异性损害　表现为一般多发病的发病率增高、人体抵抗力下降、劳动能力降低等。

第二节　空气卫生

（一）空气物理因素与健康

1. 辐射　可分为电离辐射和非电离辐射两大类。电离辐射波长较短，能量水平较高，可引起物质电离，使机体产生严重损害。非电离辐射波长较长，能量水平较低，不引起电离，主要包括紫外线、可见光、红外线、激光和射频辐射。

2. 气象　是指大气状态，是温度、湿度、气压、气流等气象因素的综合作用结果。

3. 空气离子　可分为阳离子和阴离子（又名负氧离子），负氧离子对人体的健康有益，可以调节中枢神经系统的功能、改善睡眠，镇静、镇痛，刺激骨髓造血功能，降低血压，改善呼吸功能，促进组织细胞的生物氧化和还原过程等，有利于疾病的康复。

（二）空气化学污染与健康

1. 空气化学污染对健康的危害　有直接危害和间接危害。
2. 常见的空气化学污染物　有二氧化硫、氮氧化物、飘尘、二氧化碳、一氧化碳、多环芳烃。

（三）室内空气卫生

1. 室内空气污染的来源　主要包括：燃料、建筑材料与装饰材料、人类活动、家用化学品、来自室外的污染物。
2. 室内空气污染对人体健康的影响　主要有哮喘、癌症、其他健康问题（如急性事故、不良建筑综合征、呼吸道传染病等）。

第三节　水 的 卫 生

（一）水污染对健康的影响

1. 水体污染种类及来源　人类活动排放的污染物进入水体，超过了水体自净能力，使水的组成、生态恶化，降低了水体的使用价值，甚至对人的健康带来了危害，称为水体污染。按污染的性质可分为生物性污染、化学性污染和物理性污染。
2. 饮用水和水体污染对人体健康的危害
（1）引起介水传染病：如霍乱、伤寒和副伤寒、痢疾等。
（2）发生与饮水密切相关的地方病：如地方性氟中毒、地方性甲状腺肿等。
（3）引起急慢性中毒以至远期危害：如甲基汞中毒、镉中毒等。

★（二）饮用水的基本卫生要求

生活饮用水应符合以下4项基本卫生要求：
（1）水中不得含有病原微生物，保证流行病学的安全性。
（2）水中所含的化学物质不得对人体健康产生危害。

（3）水的感官性状良好。

（4）水量充足，取用方便。

（三）生活饮用水的净化与消毒

1. 混凝沉淀　常用的混凝剂有硫酸铝、明矾、聚合氯化铝等。混凝沉淀能降低混浊度98%，去除细菌80%左右，且有部分除色效果。

2. 过滤　过滤的原理：一是隔离作用，二是接触混凝作用。要求滤料不得含有对人体有害的化学物质。通过过滤，混浊度、色度与细菌数均可降低。

3. 消毒　饮水消毒可采用物理方法（如热、紫外线、超声波等消毒）或化学方法（如氯、二氧化氯、臭氧、过氧化物等消毒）。目前，使用最广泛的是氯化消毒法。

第四节　食品污染与预防

（一）食品污染

1. 概念　食品污染是指食品在生产、加工、贮存、运输及销售过程中受到外来有害物质的污染，造成食品安全性、营养性、感官性状发生变化，从而改变或降低食品原有的营养价值和卫生质量，并对机体产生危害。

2. 食品污染分类　按其性质可分为生物性污染、化学性污染、物理性污染三类。

3. 食品污染对人体健康的影响　食品污染对人体造成的影响，可归结为改变食品的感官性状、引起急性食物中毒、机体的慢性危害及远期危害。

（1）食品的腐败变质：主要原因有微生物作用、食品本身的组成和性质、环境因素等。

（2）传染病：可引起肠道传染病，如霍乱、伤害、痢疾、病毒性肝炎等。

（3）寄生虫病：食品被寄生虫和虫卵污染，可引起各种寄生虫病，如蛔虫病、绦虫病、囊虫病、肝吸虫病等。

（4）食物中毒：食品被有毒物污染，可引起以急性症状为主的中毒。

（5）慢性中毒：长期摄入含少量化学毒物的食品，可引起各种慢性中毒，如水俣病、痛痛病、慢性砷中毒等。

（6）远期损害：许多污染物有"三致"作用。

4. 常见食品污染及预防措施

（1）食品细菌污染与腐败变质的预防措施：低温保藏、高温灭菌、干燥收藏、腌渍保藏等。

（2）黄曲霉毒素污染的预防措施：食品防霉、去除毒素、加强监测等。

（3）N-亚硝基化合物污染预防措施：防止食物霉变和微生物污染、控制食品加工中硝酸盐和亚硝酸盐的使用量、科学加工食品、增加膳食中维生素C的摄入量、施用钼肥可降低农作物中硝酸盐的含量、严格执行国家食品卫生标准。

（4）农药污染预防措施：严格遵守农药安全使用规定、开发高效低毒低残留农药、加强农药运输和保管管理、普及预防农药中毒知识、执行食品中农药残留允许标准。

（二）食品添加剂

食品添加剂是指为改善食品品质的色、香、味以及防腐和加工工艺的需要而加入食品中的化学合成物质或者天然物质。

1. 常用食品添加剂 食品添加剂有 22 种。常用的有防腐剂、抗氧化剂、着色剂、增稠剂和稳定剂、营养强化剂、膨松剂、甜味剂、酸味剂、增白剂、香料等。

2. 食品添加剂的作用

（1）有利于食品的保藏，防止食品腐败变质。

（2）改善食品的感官性状。

（3）保持或提高食品的营养价值。

（4）增加食品的品种和方便性。

（5）有利食品加工制作，适应生产的机械化和自动化。

（6）满足其他特殊需要。

3. 食品添加剂的卫生要求

（1）经过食品安全性毒理学评价证明在使用限量内长期使用对人体安全无毒。

（2）不影响食品的感官理化性质，对食品成分不应有破坏作用。

（3）食品添加剂应有严格的卫生标准和质量标准，并经中华人民共和国卫生部正式批准、公布。

（4）食品添加剂在达到一定使用目的后，最好能在以后的加工、烹调或储存过程中被破坏或排除，使之不能摄入人体。

（5）不得使用食品添加剂掩盖食品的缺陷或作为假造的手段，不得使用非定点生产厂、无生产许可证及污染或变质的食品添加剂。

（6）食品添加剂在进入人体后，最好能参加人体的正常物质代谢；或能被正常解毒过程解毒后全部排出体外；或因不能被消化道吸收而全部排出体外。

（7）婴幼儿食品除按规定可以加入的食品强化剂外，其他各种添加剂一律不得使用。婴儿代乳品不得使用添加剂。

（三）食物中毒

1. 食物中毒的概念　食物中毒是指食用了被生物性、化学性有毒有害物质污染的食品，或者食用了含有毒有害物质的食品后所出现的急性、亚急性食源性疾患。

2. 食物中毒的原因

（1）食物被某些病原微生物污染。

（2）食物在生产、加工、运输、储存过程中被有毒化学物质污染。

（3）食物本身含有毒物质。

（4）有毒动植物与可食食品混淆。

3. 食物中毒的特点

（1）潜伏期短，发病急。

（2）临床表现相似。

（3）有共同的饮食史。

（4）人与人之间不直接传染。

（5）有明显的季节性。

4. 食物中毒的分类　常见的食物中毒有以下 4 类。

（1）细菌性食物中毒：食用被致病菌或其毒素污染的食物而引起的急性或亚急性食物中毒。是食物中毒中最常见的。常见致病菌有沙门菌、副溶血性弧菌、肉毒梭状芽孢杆菌等。

（2）真菌及其毒素食物中毒：食用被产毒真菌及其毒素污染的食物而引

起的食物中毒。如黄曲霉毒素、赤霉病麦、霉变甘蔗、黄变米等引起的食物中毒。

（3）化学性食物中毒：误食有毒化学物质或食用被其污染的食物而引起的食物中毒。如亚硝酸盐。农药、金属及其化合物等引起的食物中毒。

（4）有毒动植物中毒：指误食有毒动植物或摄入因加工、烹调不当，未去除有毒成分的动植物而引起的食物中毒。如河豚、苦杏仁、毒蕈、木薯、四季豆、发芽马铃薯等引起的食物中毒。

5. 食物中毒的预防措施

（1）细菌性食物中毒的预防：①防止污染；②控制细菌繁殖；③杀灭病原菌和破坏毒素。

（2）非细菌性食物中毒的预防：①加强宣传、防止误食；②防止食品污染。

6. 食物中毒的调查和处理

（1）食物中毒的调查

1）了解中毒发生的时间及经过情况，中毒人数及严重程度，初步确定引起中毒的可疑食品。

2）查明患者的发病时间及主要临床表现，积极抢救，治疗患者，促使毒物尽快排出，并采取对症处理和特殊治疗。

3）对可疑食品的剩余部分，患者的吐泻物及其他可疑物品应及时采样送检。

（2）食物中毒的处理

1）立即向当地卫生防疫站和有关部门报告。

2）立即封存可疑食物。

3）追究相关责任，总结经验教训。

模拟试题测试，提升应试能力

一、名词解释

1. 环境污染

2. 水体污染

3. 食品污染

4. 食品添加剂

5. 食物中毒

二、填空题

1. 自然环境因素包括_____、_____和_____。

2. 严重的环境污染叫_____。

3. 环境由_____和_____组成。

4. 自然环境有害因素对健康的损害包括_____、_____、_____、_____。

5. 常见的空气化学污染物有_____、_____、_____、_____、_____。

三、选择题

A_1 型题

1. 下列哪项是工业"三废"中的（　　　）

A. 废水　　　　　　　B. 污水　　　　　　　C. 粪尿

D. 垃圾　　　　　　　E. 废纸

2. 汞污染所引起的慢性危害疾病是（　　　）

A. 水俣病　　　　　　B. 痛痛病　　　　　　C. 神经衰弱

D. 消化性溃疡　　　　E. 肺癌

3. 下列哪一项不是化学性污染物有害气体（　　　）

A. 二氧化硫　　　　　B. 氯气　　　　　　　C. 一氧化碳

D. 二氧化碳　　　　　E. 农药

4. 产生温室效应的气体是（　　　）

A. 一氧化碳　　　　　B. 二氧化碳　　　　　C. 甲烷

D. 臭氧　　　　　　　E. 二氧化硫

5. 我国最常见的食物中毒是（　　　）

A. 化学性中毒　　　　B. 细菌性中毒　　　　C. 真菌性中毒

D. 毒蕈中毒　　　　　E. 毒鱼中毒

6. 下列属于食物中毒的疾病是（　　　）

A. 痢疾

B. 消化不良

C. 长期摄入低剂量化学物质引起的中毒

D. 有毒蜂蜜中毒

E. 急性酒精中毒

7. 食物中毒与流行性传染病的根本区别在于（　　）

A. 人与人之间有无传染性

B. 较短时间内有大量的病人出现

C. 有一定潜伏期

D. 有相似的临床表现

E. 有无体温升高

8. 细菌性食物中毒多见于夏秋季，主要是由于（　　）

A. 夏季食物易受污染

B. 进食熟肉类食品多

C. 口流动性大

D. 气温较高，微生物易于生长繁殖

E. 生熟交叉污染

9. 由食品污染引起的食物中毒是（　　）

A. 河豚中毒　　　　　B. 木薯中毒　　　　　C. 毒蕈中毒

D. 肉毒中毒　　　　　E. 发芽马铃薯中毒

10. N-亚硝基化合物的描述以下哪项不正确（　　）

A. 来源于腐烂变质的鱼、肉类

B. 长期贮藏的蔬菜与瓜果中可形成微量亚硝胺

C. 具有致癌性

D. 腌菜中含有亚硝胺

E. 不能通过胎盘，故无致畸作用

A$_2$ 型题

11. 某地食堂餐后 1 小时发生多人口唇、指尖和全身皮肤青紫等症状，部分患者自述头晕、无力，或有恶心呕吐、腹痛腹泻等症状。急救措施最恰当的是（　　）

A. 洗胃、导泻和注射维生素 C

B. 洗胃、灌肠和注射美蓝

C. 洗胃、灌肠、导泻、静脉注射美蓝和维生素 C

D. 静脉注射美蓝和维生素 C

E. 洗胃、导泻

12. 某日，某单位聚餐后有 80% 聚餐者先后因腹痛、腹泻就诊。大部分患者有上腹和脐周阵发性绞痛，继而腹泻一天 5 ~ 20 次，粪便呈洗肉水样血水便。调查发现聚餐的主要食物为是盐水虾及近海贝类等。引起该食物中毒的病原菌可能是（　　）

A. 沙门菌属　　　　B. 副溶血性弧菌　　　C. 变形杆菌属

D. 葡萄球菌　　　　E. 肉毒梭菌

A_3 型题

（13 ~ 15 题共用题干）

某人捞到一条鱼。回家常规烹调食用，后出现中毒症状，遂被送往医院，经诊断为河豚中毒。

13. 关于河豚毒素，正确的是（　　）

A. 鱼肉无毒

B. 以卵巢毒性最大，肝脏次之

C. 对热不稳定，加热可分解

D. 盐腌或日晒能破坏

E. pH<7 时可被破坏

14. 河豚毒素在下列哪种条件下可被破坏（　　）

A. 日晒　　　　　　B. 盐腌　　　　　　C. 煮沸

D. 加碱处理　　　　E. 加酸处理

15. 河豚毒素的靶器官是（　　）

A. 神经系统　　　　B. 肝脏　　　　　　C. 肾脏

D. 血液　　　　　　E. 胃肠

A_4 型题

（16、17 题共用题干）

某人吃了剩米饭后出现恶心、反复剧烈的呕吐，水样便，体温正常，经治疗后恢复健康。

16. 此人最可能的诊断是（　　）

A. 沙门菌食物中毒

B. 肉毒素中毒

C. 副溶血性弧菌食物中毒

D. 葡萄球菌肠毒素中毒

E. 大肠杆菌食物中毒

17. 就细菌性食物中毒原则而言，一般不主张的是 (　　　)

A. 催吐   B. 洗胃   C. 对症治疗

D. 常规应用抗生素   E. 特殊治疗

四、简答题

1. 饮用水的基本卫生要求有哪些？

2. 简述食物中毒的调查和处理。

（吴春凤）

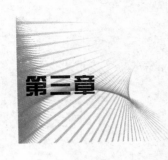

第三章

流行病学基础与社区护理

第一节　流行病学概述

（一）流行病学概念

流行病学是研究人群中疾病与健康状况的分布及其影响因素，并研究防制疾病及促进健康的策略和措施的科学。

（二）流行病学在社区护理工作中的应用

1. 收集和利用各种流行病学资料　社区护士必须要掌握从社区群体中收集资料的方法，学会如何应用各种流行病学资料，分析发现社区人群中的健康问题。

2. 进行经常性、非正式的观察研究　为及时发现影响群体健康的因素，社区护士可通过所接触的对象进行观察。

3. 实施完整科学设计的流行病学研究　社区护士可将科研与日常工作结合起来，按照流行病学原则来指导、促进整个社区的卫生工作，从而使基层社区卫生服务工作发生根本的改观。

（三）流行病学在社区护理工作中应用的意义

在社区护理中应用流行病学的研究方法来研究疾病分布的客观规律，可以有效、合理地应用卫生资源；在社区护理中贯彻和运用流行病学的思想和方法，有助于社区护士开阔视野和思路；学习和掌握流行病学的专业知识，能够使社区护士进一步了解整个人群的健康状况，并更好地维持社区人群的身体、心理、社会适应性的完好状态。

第二节　疾病的三间分布

疾病分布是指疾病在不同地区、不同时间和不同人群中发生水平的高低，疾病的发生、发展有何规律和特点等。

（一）疾病流行强度

疾病流行强度是指某疾病在某地区一定时期内发病数量多少，以及各病例之间的联系程度，也是疾病在人群中的数量变化。

1. 散发　是指某病在一定地区的发病率呈现历年来的一般水平。

2. 流行　是指某地区某病发病率明显超过历年的散发发病率水平。

3. 大流行　是指疾病在一定时间内迅速蔓延、涉及地域广，发病率远远超过一般流行水平。

4. 暴发流行　是指一个局部地区或集体单位的人群中，短时间内突然发生许多临床症状相似的患者。

（二）疾病的分布形式

1. 疾病的地区分布

（1）疾病在国家间及国家内的分布：有些疾病只发生在一定的国家或地区，表现为严格的地区分布。

（2）疾病的城乡分布：许多疾病都表现出城乡差异。

（3）疾病的地方性：由于自然环境和社会因素的影响而使一些疾病在某一地区的发病率经常较高或只在该地区存在，这种状况称为地方性。可分为自然地方性和自然疫源性。

2. 疾病的时间分布

（1）爆发：在一个集体单位或小区居民，短时间内某病的发病人数突然大量增多的现象称为爆发。

（2）季节性：疾病的发生随季节而变化的现象称为季节性。

（3）周期性：疾病有规律地在一定时间间隔后发生流行，称为周期性。

（4）长期变异：有些疾病经过一个相当长的时间后，其发生率、感染类型、宿主及临床表现等方面均发生了较大变化，这种现象称为长期变异。

3. 疾病的人群分布

（1）年龄：年龄是人群分布中最重要的因素。

（2）性别：多数疾病的发病率都有一定的性别分布差异，但有些差异较大，有些差异较小。

（3）种族与民族：不同种族人群由于遗传、生活风俗习惯、自然和社会环境、经济文化水平等因素的不同，疾病分布情况也不同。

（4）职业：由于不同职业人群暴露于职业环境中的某些有害因素、体力劳动强度和精神紧张度不同，疾病的分布也不同。

（5）生活行为习惯：人的许多不良行为方式和不健康的生活习惯，可导致许多疾病的发病率增加。

（三）描述疾病分布的常用指标

1. 描述疾病频率的指标

（1）发病率：是表示特定人群在一定时间内（一般为 1 年）某病新病例出现的频率。

$$发病率 = \frac{一定期间内某病新病例数}{同期暴露人口数} \times k$$

（$k = 100\%$，$1000‰$，$10000/万$ 或 $100000/10\,万$，下同）

发病率是衡量疾病发生频率的一个重要和常用的指标。

（2）患病率：指在特定时间，一定人群中某病新旧病例数所占比例。

$$患病率 = \frac{某特定时间内某病新旧病例数}{同期平均人口数} \times k$$

患病率通常用于描述病程较长的慢性病存在情况或流行频率，可反映某病对社区居民健康的危害程度。

（3）罹患率：指在某一局限范围、短时间内发生新病例的频率。

$$罹患率 = \frac{某一短时间内某病新病例数}{同期暴露人口数} \times k$$

罹患率与发病率的相同之处是分子均是新病例数，不同之处是罹患率用于衡量小范围、短时间新发病例的频率，常用于食物中毒、传染病爆发和流行的描述中。

（4）感染率：指在调查时受检人群中某病现有感染人数所占的比例。

$$感染率 = \frac{受检查某病的感染人数}{受检总人数} \times 100\%$$

感染率的性质与患病率相似，患病率的分子是指病例，而感染率的分子是指感染者。

2. 描述死亡频率的指标

（1）死亡率：指在一定期间内，在一定人群中死于所有病因的总人数在该人群中所占的比例。

$$死亡率 = \frac{某人群某年总死亡人数}{该人群同年平均人口数} \times k$$

死亡率是测量人群死亡危险最常用的指标，又分为粗死亡率和死亡专率。

（2）病死率：指在一定时期内，患某病的全部病人中因该病而死亡的比例。

$$病死率 = \frac{一定时期内因某病死亡人数}{同期确诊的某病例数} \times 100\%$$

病死率通常用于急性病，以衡量疾病对人们生命威胁的程度。

第三节　流行病学的基本研究方法

流行病学研究方法总体分为观察法：包括描述性研究和分析性研究；实验法，也称实验流行病学；数理法，也称理论流行病学。

（一）观察法

由于流行病学是在人群中进行研究，所以研究者实际上不能或不能全部掌握或控制所研究对象发生的条件，因此，观察法就是很重要的方法。

1. 描述性研究　描述性研究又称描述流行病学，是将专门调查或常规记录所获得的资料，按照不同地区、不同时间和不同人群特征分组，以展示该人群中疾病或健康状况分布特点的一种观察性研究。可分为以下三种。

（1）现况研究：又称横断面研究或患病率研究，是描述性研究中应用最为广泛的一种方法，是指在某一人群中，应用普查或抽样调查的方法收集特定时间内、特定人群中疾病、健康状况及有关因素的资料，并对资料的分布状况、疾病与因素的关系加以描述。根据研究目的，现况研究可以采用普查也可以采用抽样调查。

1）普查：在特定时间对特定范围内人群中的每一成员进行的调查。普查分为以了解人群中某病的患病率、健康状况等为目的的普查和以早期发现患者为目的的筛检。

2）抽样调查：按一定的比例从总体中随机抽取有代表性的一部分人（样本）进行调查，以样本统计量估计总体参数，称为抽样调查。样本代表性是抽样调查能否成功的关键所在，而随机抽样和样本含量适当是保证样本代表性的两个基本原则。抽样方法有：①单纯随机抽样；②系统抽样；③分层抽样；④整群抽样；⑤多级抽样等。

（2）筛检：是指通过快速的检验、检查或其他措施，将可能有病但表面上健康的人，同可能无病的人区别开的方法。筛检阳性者应进一步确诊，以达到早诊断、早治疗和提高治愈率和生存率的目的。

（3）生态学研究：是在群体水平上研究各种因素与疾病之间关系的方法，即以群体为观察和分析单位，通过描述不同人群中某因素的暴露情况与疾病的频率来分析两者之间的关系。

2. 分析性研究　分析性研究也称分析流行病学，它是进一步在有选择的人群中观察可疑病因与疾病和健康状况之间关联的一种研究方法。分析流行病学主要有病例对照研究和队列研究两种方法，是对由描述性研究提出的病因或流行因素的假设进行分析检验。

（1）病例对照研究：病例对照研究是选择患有和未患有某特定疾病的人群分别作为病例组和对照组，调查各组人群过去暴露于某种或某些可疑危险因素的比例或水平，通过比较各组之间暴露比例或水平的差异，判断暴露因素是否与研究的疾病有关联及其关联程度大小的一种观察性研究方法。

1）病例对照研究的特点：①该研究只是客观地收集研究对象的暴露情况，而不给予任何干预措施，属于观察性研究。②病例对照研究可追溯研究对象既往可疑危险因素暴露史，其研究方向是回顾性的，是由"果"至

"因"的。③病例对照研究按有无疾病分组，研究因素可根据需要任意设定，因而可以观察一种疾病与多种因素之间的关联。

2）病例对照研究的用作：①初步检验病因假设；②提出病因线索；③评价防制策略和措施的效果。

3）病例对照研究的优点和局限性

优点：①该方法收集病例更方便，更适用于罕见病的研究；②该方法所需研究对象的数量较少，节省人力、物力，容易组织；③一次调查可同时研究一种疾病与多个因素的关系，既可检验危险因素的假设，又可经广泛探索提出病因假设；④收集资料后可在短时间内得到结果。

局限性：①不适于研究暴露比例很低的因素，因为需要很大的样本含量；②暴露与疾病的时间先后常难以判断；③选择研究对象时易发生选择偏倚；④获取既往信息时易发生回忆偏倚；⑤易发生混杂偏倚；⑥不能计算发病率、死亡率等，因而不能直接分析相对危险度。

（2）队列研究：队列研究是将一个范围明确的人群按是否暴露于某可疑因素或暴露程度分为不同的亚组，追踪各组的结局并比较其差异。从而判定暴露因素与结局之间有无关联及关联程度大小的一种观察性研究方法。

1）队列研究的特点：①属于观察性研究，暴露是否客观、自然存在于研究人群的，不可随机分配。②设立对照组，把非暴露组或暴露的低水平组作为对照。③在时序上是由"因"至"果"，属于前瞻性研究。④由于研究对象是根据研究开始时是否暴露分组的，并随访观察研究结局的发生情况。因此，能准确计算结局的发生率，并估计暴露人群发生某结局的危险程度，从而判断两者之间的因果关系。

2）队列研究的用途：检验病因假设和描述疾病的自然史。

3）队列研究时的优点和局限性

优点：①研究结局是亲自观察获得，一般较可靠；②论证因果关系的能力较强；③可计算暴露组和非暴露组的发病率，能直接估计暴露因素与发病的关联强度；④一次调查可观察多种结局。

局限性：①不宜用于研究发病率很低的疾病；②观察时间长，易发生失访偏倚；③耗费的人力、物力和时间较多；④设计的要求高，实施复杂；⑤在随访过程中，未知变量引入人群，或人群中已知变量的变化等，都可使结局受到影响，使分析复杂化。

（二）实验法

1. 实验法概念　是将来自同一总体的研究对象随机分为实验组和对照组，实验组给予实验因素，对照组不给予该因素。然后前瞻性地随访各组的结局并比较其差别的程度，从而判断实验因素的效果。

2. 实验法的基本特征　①要施加干预措施；②是前瞻性观察；③必须有平行对照；④随机分组。

3. 实验法的分类　分为现场试验和临床试验两类。现场试验还分为社区试验和个体试验。当一项实验研究缺少前瞻性观察、平行对照、随机分组三个特征中的一个或更多时就称为类实验或准实验。

4. 临床试验的概念及设计

（1）临床试验定义：是将临床患者随机分为试验组与对照组，试验组给予某临床干预措施，对照组不给予该措施，通过比较各组效应的差别判断临床干预措施效果的一种前瞻性研究。

（2）临床试验类型：可分为随机对照临床试验、同期非随机对照临床试验、历史对照临床试验、自身对照临床试验、交叉设计对照。

（3）研究对象的确定需考虑：①研究对象的诊断标准；②研究对象的代表性；③研究对象的入选和排除条件；④医学伦理学问题；⑤样本含量的估计。

（4）研究对象的随机分组：随机分组的目的是将研究对象随机分配到试验组和对照组，以使比较组间具有相似的临床特征和预后因素，即两组具备充分的可比性。常用的随机化分组的方法有：简单随机分组、区组随机化、分层随机分组。

（5）对照组：有空白对照、安慰剂对照、标准疗法对照，以及不同给药剂量、不同疗程、不同给药途径相互对照。

（6）资料收集过程的要求：盲法观察（单盲、双盲、三盲），规范观察方法，提高研究对象的依从性。

（7）常用的分析指标：有效率、治愈率、生存率。

第四节　流行病学相关统计知识概述

（一）基本概念

1. 同质与变异

（1）同质：同质是指事物的性质、影响条件或背景相同或相近。

（2）变异：即使是同质的事物，就同一观察指标来看，各观察单位（亦称个体）之间也有差异，称为变异。

2. 总体与样本

（1）总体：总体是根据研究目的确定的同质观察单位的全体，是同质的所有观察单位某种变量值的集合。

（2）样本：样本是指根据随机的原则从总体中抽出有代表性的一部分观察单位的集合。构成样本的观察单位数称为样本含量。

3. 参数与统计量

（1）参数：描述总体特征的统计指标称为参数。如总体平均数、总体标准差和总体率等。

（2）统计量：反映样本特征的统计指标称为统计量。如样本平均数、样本标准差和样本率等。

4. 误差

（1）系统误差：在收集资料的过程中，由于仪器设备、标准试剂、判断标准等不准确，使测定结果呈倾向性的偏大或偏小，这种误差称为系统误差。

（2）随机测量误差：在收集资料的过程中，即使避免了系统误差，但由于各种的偶然因素造成同一受试对象多次测定结果不完全一致，这种误差没有固定的倾向性，称为随机测量误差。随机测量误差不可避免，但应尽量控制在允许的范围内。

（3）随机抽样误差：由于随机抽样所引起的样本统计量与总体参数之间的差异以及各样本统计量之间的差异称为抽样误差。

（4）过失误差：观察过程中由于不认真仔细，造成错误地判断、记录或录入计算机，导致观察值与实际值之差称为过失误差。

5. 概率　概率是描述随机事件发生可能性大小的量值，常用符号 P 表示。概率的取值范围在 $0 \sim 1$ 之间，即 $0 \leqslant P \leqslant 1$，常用小数或百分数表示。$P$ 越接近 1，表示某事件发生的可能性越大，P 越接近 0，表示某事件发生的可能性越小。统计学上常将 $P \leqslant 0.05$ 或 $P \leqslant 0.01$ 的事件称为小概率事件，表示其发生的可能性很小。

（二）医学统计资料的类型

1. 计量资料　又称定量资料，是指用定量的方法测定观察单位（个体）某项指标数值的大小，所得资料称为计量资料。一般有度量衡单位，如身高（cm）、体重（kg）、血压（kPa）等属于计量资料。计量资料常用平均数、标准差、标准误等指标进行描述，用 t 检验、方差分析、相关回归等统计方法进行分析。

2. 计数资料　又称定性资料，是指将观察单位按某种属性或类别分组，清点各组的观察单位数，所得的资料称为计数资料。如实验结果的阴性、阳性，治疗结果的治愈、未治愈等。计数资料常用率、构成比、相对比等指标进行描述，用 u 检验、卡方检验、等级相关等统计方法比较和分析。

3. 等级资料　是指将观察单位按某种属性的不同程度分组后，再清点各组的观察单位数，所得的资料称为等级资料。如观察某药疗效，结果可分为治愈、显效、好转、无效 4 个等级。

模拟试题测试，提升应试能力

一、名词解释
1. 流行病学
2. 散发
3. 流行
4. 大流行
5. 暴发流行
6. 描述性研究
7. 分析性研究
8. 现况研究
9. 普查

10. 抽样调查

11. 筛检

12. 生态学研究

13. 病例对照研究

14. 队列研究

二、填空题

1. 疾病的三间分布是指_____、_____和_____。

2. 描述疾病频率的指标有_____、_____、_____、_____。

3. 观察法包括_____和_____。

4. 抽样方法有_____、_____、_____、_____、_____等。

5. 误差有_____、_____、_____、_____四种。

三、选择题

A_1 型题

1. 常用于反映疾病的调查期内新旧病例同时存在的状况指标为（　　）

A. 发病率　　　　　　B. 患病率　　　　　　C. 罹患率

D. 感染率　　　　　　E. 死亡率

2. 多用于隐性感染的传染病和寄生虫病的调查的指标是（　　）

A. 发病率　　　　　　B. 患病率　　　　　　C. 罹患率

D. 感染率　　　　　　E. 死亡率

3. 衡量疾病发生频率的一个重要指标是（　　）

A. 发病率　　　　　　B. 患病率　　　　　　C. 罹患率

D. 感染率　　　　　　E. 死亡率

4. 常用于传染病的暴发流行或食物中毒的统计指标是（　　）

A. 发病率　　　　　　B. 患病率　　　　　　C. 罹患率

D. 感染率　　　　　　E. 死亡率

5. 参数是指（　　）

A. 参与个体数　　　　B. 总体的统计指标　　C. 样本的统计指标

D. 样本的总和　　　　E. 样本的平均数

6. 流行病学研究的对象是（　　）

A. 疾病　　　　　　　B. 病人　　　　　　　C. 人群

D. 健康　　　　　　　E. 以上都不是

7. 在检验某因素与某疾病的因果联系时，下列哪种观察法最有效（　　）

A. 现况调查　　　　　B. 生态学研究　　　　C. 筛检

D. 前瞻性队列研究　　E. 抽样调查

A_2 型题

8. 对某地 300 名 16 岁中学生口腔检查，发现患龋齿的人数为 85 人，该资料属于（　　）

A. 计量资料　　　　　B. 计数资料　　　　　C. 等级资料

D. 正态分布　　　　　E. 偏态分布

9. 2013 年 7 月某中学发生一起食物中毒事件，该校共有 180 人，7 月 14 日发现 80 人发病，7 月 15 日又有 18 人发病，那么 7 月 15 日该校食物中毒的罹患率是（　　）

A. 18.0%　　　　　　B. 10.0%　　　　　　C. 54.4%

D. 22.5%　　　　　　E. 44.4%

10. 1990 年某市为了调查老年人多发病的分布情况，对该市 7 个区的 9 个不同地段抽取 60 岁及以上的老年 8500 例进行调查。此研究方法属于（　　）

A. 普查　　　　　　　B. 生态学研究　　　　C. 筛检

D. 前瞻性队列研究　　E. 抽样调查

A_3 型题

(11 ~ 13 题共用题干)

某县有人口 10 万人，1997 年因各种疾病死亡 1000 人。该年共发生结核 300 人，原有结核 400 人，1997 年共有 60 人死于结核。

11. 该县的总死亡率为（　　）

A. 300/10 万　　　　B. 60/1000　　　　　C. 60/10 万

D. 1000/10 万　　　　E. 资料不足，不能计算

12. 结核的病死率为（　　）

A. 60/300　　　　　　B. 60/400　　　　　　C. 60/700

D. 60/1000　　　　　E. 60/10 万

13. 结核的发病率为（　　）

A. 300/10 万　　　　B. 400/10 万　　　　　C. 700/10 万

D. 300/1000　　　　　E. 400/1000

A_4 型题

（14～17 题共用题干）

某地 1970 年有 20 万人口，原有肝硬化患者 1000 人，当年有 600 人发生了肝硬化，其中男性 400 人，女性 200 人。

14. 欲了解该地 1970 年肝硬化的患病率，计算结果为（　　）

A. 1000/20 万　　　　B. 600/20 万　　　　C. 1600/20 万

D. 120/1600　　　　E. 120/600

15. 肝硬化患者经过治疗后，300 人因严重并发症死亡，欲了解肝硬化的治疗效果，计算病死率为（　　）

A. 300/20 万　　　　B. 600/20 万　　　　C. 300/1600

D. 300/1000　　　　E. 300/600

16. 该地预防疾病控制中心采取了一系列社区干预措施，如进行社区乙型肝炎筛查、乙型肝炎防治知识宣教、肝硬化病人的早期诊断及治疗等，取得了较好的效果，1980 年该地肝硬化的哪项指标应有所下降（　　）

A. 死亡率　　　　B. 患病率　　　　C. 病死率

D. 发病率　　　　E. 感染率

17. 2000 年该地肝硬化病死率较 1970 年明显下降，说明该地肝硬化的（　　）

A. 疾病预防效果显著　　B. 治疗效果大大提高

C. 发病人数大大减少　　D. 患病人数大大减少

E. 死亡人数大大减少

四、简答题

1. 病例对照研究的特点有哪些？

2. 队列研究的特点有哪些？

3. 描述医学统计资料的类型。

（吴春凤）

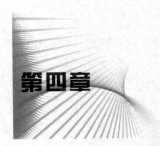

第四章

护理程序在社区护理中的应用

学习内容提炼，涵盖重点考点

第一节　社区护理模式

护理模式是从护理角度阐述护理内涵的基本概念和理论框架，并围绕护理这一核心所进行的概括陈述。

现代护理已由以病人为中心的责任制护理模式逐步转变为以人为中心的整体护理模式，体现出护理工作者对时代的适应和对医学模式的适应。

（一）社区护理模式的基本要素

社区护理模式是用来指导护士评估、分析社区健康问题，进一步制订计划和实施护理，到最后评价社区护理实践的概念性框架；在这种框架引导下，社区护士的工作更加有效和有针对性。

护理学中，人、健康、环境和护理被公认为影响和决定护理实践的四个最基本的概念，这也成为社区护理模式探究的特定内容。

护理模式主要有以下几方面作用：①护理实践的行为指南：提供评估方向，指导健康问题的分析和诊断，帮助制定护理计划，指导评价；②护理理论的参考依据：为护理研究提供理论框架，为发展护理学科理论提供依据和基础。

（二）国外社区护理模式简介

1. 南丁格尔护理模式　南丁格尔的见解被认为是第一个概念性的社区护理模式。提出环境是影响人群健康的重要因素，护士应从环境因素着手，达到维护健康的目的。

2. 安德逊的"与社区为伙伴"的模式　安德逊、麦克法林与赫尔登提出了"与社区为伙伴"的概念架构。此模式将压力、压力源所产生的反应、护理措施以及三级预防的概念，纳入护理程序中，强调了在社区护理中应注意社区压力源的评估。按照护理步骤，第1步应评估社区的人口特征、物理环境、社会系统；第2步找出社区压力源和压力反应确定护理诊断；第3步在制订护理计划时应遵循三级预防护理措施；第4步在执行时，需社区相关人员、被护理者主动参与；第5步进行评价。此模式比较适合社区护士对特殊人群如老年人、妇女、儿童等护理保健应用。

3. 怀特的"公共卫生护理概念"模式　该模式首先强调社区护士在进行社区护理时必须要了解影响个案或群体健康的因素，包括：①人类-生物的决定因素；②环境的决定因素；③医学技术/医疗机构的决定因素；④社会性的决定因素。其次，护理人员在制订计划时应按照优先次序，即预防、促进和保护。最后在执行护理措施时，怀特提出了公共卫生护理常用的3种措施：①教育；②工程；③强制。

4. 斯坦诺普与兰开斯特的"以社区为焦点的护理程序"模式　此程序包括了6个阶段。第1阶段，即开展护理程序之前，必须与个案建立"契约式的合作关系"，使社区民众了解社区护士的角色功能与护理目标，第2～6阶段与护理程序的5个步骤基本相同。此模式强调社区护理程序的流程与评价的步骤。

5. 系统模式　系统模式强调社区组织和社区人员，包括健康保健人员和社区人群的相互作用、相互依赖以及各子系统和相关因素的整合。系统模式的特点是整体性、开放性、有结构、有边界。按照系统理论观点，社区是一个开放系统，它与社区外环境随时进行着物质交换，社区的界限通常是地理分界，想象中的边界包括社区风俗、教育、宗教、价值观、服务等。

第二节 社区评估

(一) 社区评估的内容

社区评估是护理程序的第一步骤。社区护理评估是指立足于社区，收集、记录、核实、分析、整理社区的个人、家庭或者群体的健康状况的资料的过程，是确定护理对象健康状况的基础。

社区评估的内容包括社区环境、社区人群健康状况和社区资源等。

1. 社区的环境特征

（1）地理自然环境：地理环境的评估包括社区类型、面积、位置、住宅和设施等。自然环境的评估如饮用水的安全程度、下水道、环境污染、家庭居住环境等。

（2）人文社会环境：人文社会环境一般指的是居民的经济水平、家庭结构和功能、驾驭水平、人口的稳定程度等。

2. 社区人群的健康状况　一般用社区的人口学特征、发病率和健康行为来评估该社区的健康状况。

3. 社区资源　一般是指社区的经济资源、人才资源、与健康相关的各种资料和设施。

(二) 收集资料的方法

评估一个社区，需要同时收集客观和主观资料。常见的社区护理收集资料方法主要有以下几种。

1. 实地观察法

2. 查阅文献法

3. 问卷调查法

4. 访谈法

5. 护理体检

(三) 资料整理和归类

通过社区评估获得的资料，要进行核实、分类、筛选等整理过程，以便为之后的护理活动提供有效的参考依据。

第三节 社区分析和护理诊断

社区分析的目的是为了发现社区中现存的或潜在的护理问题、相关因素和危险因素。

（一）社区分析

社区分析是社区护士对所收集到的资料进行检查和研究，对有意义的资料进行数据分析，找出现存的或潜在的护理问题、相关因素和危险因素，进一步用于指导护理实践，并以此为根据推断个人、家庭、群体和社区的健康状态、健康需求等资料。主要步骤为：

第一步：获得资料——通过社区评估获得完整的资料。

第二步：统计学处理——统计分析和统计推断，对资料进行归纳总结。

第三步：结论——根据资料所显示的结果，社区护士作出初步结论，可提出社区人群现存的健康问题或潜在健康问题，或确认影响社区人群健康的危险因素，形成护理诊断。

（二）社区护理诊断

社区护理诊断是对个人、家庭、及社区现存的或潜在的健康问题的判断，它是社区护士制定护理措施的依据。基本步骤如下。

1. 初步结论　在比较、分析评估资料的基础上，推论并提出健康问题。

2. 确定优先顺序　将提出的所有的问题按重要性和被需要程度优先排序。

3. 陈述社区护理诊断　采用 PES 法陈述护理诊断。

4. 确认社区护理诊断

（1）护理诊断分类系统

1）北美护理协会（NANDA）提出的护理诊断分类法：至 2011 年被 NANDA 正式通过的护理诊断数目已达 201 个。

2）奥马哈（OMAHA）护理诊断系统：用于社区护理诊断分类。该系统是由护理诊断分类系统、护理干预系统和护理结果评价系统三部分构成。其中，护理诊断分类系统是由环境、心理社会、生理和健康行为四个领域构成，下属 44 个具体的护理诊断分类。

（2）护理诊断的陈述：完整的护理诊断的陈述包括三部分，即健康问题（Problem）、病因（Etiology）、症状和体征（Symptoms or Signs），故又称PES 公式。

P（Problem）即护理问题，是对护理对象健康状况简洁清楚的描述；

E（Etiology）即原因，是与问题有关的生理、心理、社会、精神、环境等因素；

S（Sign/Symptom）即症状或体征。

1）三部分陈述（PES）：多用于现存的护理诊断。

2）二部分陈述（PE 或 SE）：多用于危险的/潜在的护理诊断。

3）一部分陈述（P）：即不存在相关因素，常用于健康的护理诊断。

第四节　制定社区护理计划

（一）社区健康目标

社区健康目标是社区护理活动预期的结果，是护士期望护理对象接受护理照顾后的健康状态、功能或行为、情感等方面的变化，并可作为护理工作效果评价的衡量标准。社区健康的基本目标是预防疾病、促进人群健康。

护理目标包括长期目标和短期目标。长期目标又称为一般目标，指需要相对较长时间才能实现的目标。短期目标又称为具体目标，指在相对较短的时间内能达到的目标。

（二）社区护理干预原则

社区护理干预重点的四条基本原则：①严重性；②可预防性；③有效性；④可行性。

第五节　社区护理干预

社区护理干预是社区护理计划的实施，在社区护理程序中，社区护理干预活动强调社区为基础的综合干预，社区健康护理干预的重点是人群不良行为的消除和健康行为的建立。主要干预内容有控制吸烟、维持平衡膳食、控制高血压、加强体育锻炼、安全的性行为、意外损伤防范等。根据服务对象的不同需要采取护理干预措施和活动，包括人群健康教育、传染病防治、预防接种、人员健康培训、家庭护理、健康咨询等。对于一个完整的社区护理干预过程，应考虑干预前的准备、干预过程的实施及干预后的记录。

记录通常采用 PIO 格式，即问题（Problem）——措施（Intervention）——（Outcome）结果的格式记录。

第六节　社区护理评价

护理程序的最后一步是护理评价，即系统地比较护理目标与实施各种护理后的结果。评价是有目的的活动，是需要护士不断思考的行动，是对护理活动的回顾和总结，绝不是护理活动的结束。通过护理评价，可以发现新的问题，做出新的护理诊断或计划，进一步实施护理干预，使护理程序循环进行下去，使社区护理对象得到更佳的护理服务。

（一）基本要求

（1）护理活动尽量用可测量的词汇记录。
（2）规定达到护理目标的具体时间期限。
（3）确定测量护理活动结果的科学方法。
（4）护理活动目标明确。
护理评价有两种方法，即结果评价和过程评价。

（二）评价内容

（1）健康目标的进展。
（2）护理活动的效率。
（3）护理活动的有效性。
（4）护理活动的影响性。

（5）经济效益分析评价。效益评价又具体分为宏观与微观评价、综合与单独评价。

（三）评价的方法

社区护理的基本立足点不是个人，而是人群和健康。

1. 直接行为观察　优点：通过具体现场观察人群、家庭或个体行为的表现和程序，可获得较为真实可靠的评估资料。局限性：费时，需投入较多人力。

2. 交谈　优点：灵活性强，可视评价需要采取正式或非正式形式进行；通过结构型交谈获取的资料由于结构统一，便于分析。局限性：费时。非结构型交谈资料分析时有较大难度；面谈者的偏见可影响评价结果。

3. 问卷调查　优点：可从系列项目中获取较可靠信息；可避免面谈偏见。局限性：有得到错误答复的可能性；可能受到其他因素干扰；费时；调查结果有被评价者错误理解的可能。

4. 标准检查　优点：衡量标准有较强的可信度，为某护理单位的资料结果提供了与国家标准进行比较的机会。局限性：有时由于国家标准较为宏观，使用时难以获得实用的衡量标准。

模拟试题测试，提升应试能力

一、名词解释

1. 护理模式

2. 社区护理诊断

二、填空题

1. 常见的社区护理收集资料方法主要有_____、_____、_____、_____。

2. 社区护理干预重点的四条基本原则：_____、_____、_____、_____。

3. PES 公式，P 即_____、E 指_____、S 指_____。

4. PIO 格式，即问题_____——措施_____——结果_____的格式记录。

三、选择题

A_1 型题

1. 与临床护理诊断比较，社区护理诊断的重点为（　　）

A. 社区个人需求　　B. 社区健康　　C. 社区家庭需求

D. 社区康复　　E. 社区诊断

2. 构成护理模式的基本要素不包括（　　）

A. 人　　B. 环境　　C. 健康

D. 护理　　E. 疾病

3. PES 公式中的，S 代表的是（　　）

A. 护理问题　　B. 患者的既往史　　C. 症状和体征

D. 护理措施　　E. 相关因素

4. 书写护理记录时采用 PIO 格式，其中 O 代表的是（　　）

A. 患者的健康问题　　B. 针对健康问题采取的护理措施

C. 护理效果　　D. 护理计划

E. 护理评估

5. 有危险的护理诊断的书写格式常用（　　）

A. PES 公式　　B. PE 公式　　C. PS 公式

D. P 公式　　E. ES 公式

A_2 型题

6. 患者，男性，38 岁，糖尿病患者，护士护理评估时不需要收集的资料是（　　）

A. 患者的既往病史、住院史、用药史

B. 患者的社会支持系统、经济状况

C. 患者家庭成员的婚育史

D. 患者的活动方式及自理程度

E. 患者的职业、婚姻状况、心理状态

7. 患者，男，70 岁，因上呼吸道感染收治入院，护士收集到的资料中属于主观资料的是（　　）

A. 桶状胸　　B. 嘴唇发绀　　C. 乏力

D. 左肺有湿啰音　　E. 体温 39.0℃

8. 患者，男性，因头痛、头晕入院，护士为其进行评估，属于主观资料

的是（　　　）

   A. 患者的感受

   B. 实验室检查结果

   C. 护士用眼睛观察到的资料

   D. 护士用手触摸到的感受

   E. 对其进行身体评估得到的资料

9. 患者，男性，45 岁。以"急性阑尾炎"收入院。入院观察患者呈急性面容，蜷曲体位。这种收集资料的方法属于（　　　）

   A. 视觉观察法　　　B. 触觉观察法　　　C. 听觉观察法

   D. 嗅觉观察法　　　E. 味觉观察法

A_3 型题

（10、11 题共用题干）

患者，女，40 岁，自述因工作任务重、压力大，需要经常加班，而家人不能对其正确的理解，使其出现了焦虑，失眠等。

10. 以上资料属于哪项资料内容（　　　）

   A. 患者一般资料　　　B. 患者生活状况　　　C. 患者心理状况

   D. 患者社会情况　　　E. 近期应激事件

11. "焦虑"属于哪种资料类型（　　　）

   A. 主观资料　　　B. 客观资料　　　C. 健康资料

   D. 一般资料　　　E. 检查资料

A_4 型题

（12 ~ 14 题共用题干）

患者，女性，56 岁，昏迷，呼吸深大，呼出气体呈烂苹果味，诊断为糖尿病酮症酸中毒。

12. 护士通过护理体检，发现患者骶尾部皮肤破损，此时"皮肤完整性受损：压疮"属于（　　　）

   A. 健康的护理诊断　　　B. 危险的护理诊断　　　C. 现存的护理诊断

   D. 诊断依据　　　E. 相关因素

13. 制定护理目标，"6 天内，患者骶尾部皮肤完整性恢复"，6 天后进行评价，关于"护理评价"下列说法错误的是（　　　）

   A. 评价是护理活动的最后一步

B. 评价贯穿于护理活动全过程中

C. 评价依据是评估收集的资料

D. 已经实现目标的，可以停止原来的护理措施

E. 护士自身不能进行自我评价

14. 经治疗，患者血糖控制在正常范围内。她认为血糖已控制在正常范围内，只要服药不需要再检测血糖，此时患者的主要护理问题是（　　　　）

A. 潜在的血糖升高　　B. 知识缺乏　　　　C. 有感染的危险

D. 食欲下降　　　　　E. 不合作

四、简答题

在社区护理程序中为什么要进行社区护理评估，评估的内容主要包括哪些方面？

（彭月娥）

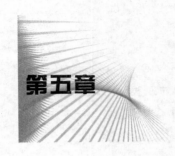

第五章

社区健康教育与健康促进

学习内容提炼，涵盖重点考点

第一节　健康教育概述

（一）社区健康教育与健康促进的定义

1. 社区健康教育　是指以社区为单位，以社区人群为教育对象，以促进社区居民健康为目标，有组织、有计划地通过信息传播及行为干预，帮助社区人群掌握卫生保健知识，树立健康观念，自愿采纳有利于健康的行为和生活方式的系统教育活动。其目的是消除或减轻影响健康的危险因素，预防疾病，促进健康，提高生活质量。

2. 健康促进　是促进人们维护和提高他们自身健康的过程，是协调人类与环境之间的战略，规定个人与社会对健康各自所负的责任。健康促进具体包括三个方面：①预防性健康保护——以政策，立法等社会措施保护个体免受环境因素伤害的措施；②预防性卫生服务——提供预防疾病，保护健康的各种支持和服务；③健康教育——是健康促进的重要内容和基础工作。它着重于健康知识的传播，树立健康的信念，并要求最终落实到建立健康行为；而健康促进的含义较健康教育更为广泛，包括健康教育以及能够促使行为、环境改变的组织、政策、经济支持等各项策略，它不仅是对个体的要求，还主张全社会力量的参与，尤其重视政治和国家行政机构所起的作用。健康教育和健康促进之间是不能相互取代的。

（二）社区健康教育的重点人群

妇女、儿童青少年、老年人、残疾人和服务行业从业人员。

★（三）社区健康教育的意义和作用

（1）社区健康教育是初级卫生保健的重要组成部分。
（2）社区健康教育是社区疾病综合防治的战略措施。
（3）社区健康教育是提高个体、家庭和群体自我保健能力的必要途径。
（4）社区健康教育是促进城乡精神文明建设的重要内容。

（四）健康教育的原则

1. 学习效果累积原则
2. 多重目标原则
3. 因人施教原则
4. 参与原则
5. 多样化原则
6. 注重反馈原则
7. 行政原则

（五）社区护士承担的角色

组织协调者、健康信息提供者、健康行为指导者、支持和帮助者、健康效果评价者。

★（六）影响健康的因素

1. 生物学因素　包括由病原微生物引起的传染病和感染性疾病；某些遗传或非遗传的内在缺陷、变异、老化而导致人体发育畸形、代谢障碍、内分泌失调和免疫功能异常等。
2. 环境因素　包括自然环境与社会环境。
3. 卫生服务因素　包括卫生服务的范围、内容与质量。

4. 行为与生活方式因素　包括危害健康行为与不良生活方式。

（1）危害健康行为分为四类

1）日常危害健康行为：主要有吸烟、酗酒、吸毒、性乱等。

2）致病性行为模式：即导致特异性疾病发生的行为模式。主要有：A 型行为，又称"冠心病易发性行为"，其核心行为表现为不耐烦、敌意及时间紧迫感。其冠心病发病率、复发率和致死率均比常人高 2~4 倍。C 型行为，又称"肿瘤易发性行为"，核心行为表现为情绪好压抑，性格好自我控制，表面上处处忍让，内心却是强压怒火，爱生闷气。其宫颈癌、胃癌、食道癌、结肠癌、肝癌、恶性黑色素瘤等的发病率都比正常人高 3 倍左右。

3）不良生活习惯：主要有不良饮食习惯，不良进食习惯等，以及生活无规律，缺乏锻炼或过度行为等。

4）疾病行为：疾病行为是指个体从感知自身有病到疾病康复所表现出来的行为。常见的表现有：①与"求医行为"相对的行为有隐瞒行为、恐惧行为、自暴自弃行为等。②与"遵医行为"相对的有"角色行为超前"（即把身体疲劳和生理不适错当为疾病）、"角色心理冲突"（如求医与工作不能两全）和"角色行为缺如"（已肯定有病，但有意拖延不进入患者角色），以及"角色行为异常"如悲观绝望等心理状态和求神拜佛等迷信行为。

（2）危害健康的团体行为可分为三类

1）主要危害团体内部成员健康的行为：如单位内工作气氛紧张、窒息；人际关系差；文化生活空虚；吸烟、酗酒、大吃大喝现象泛滥。

2）主要危害团体外部人员健康的行为：如流氓犯罪团体，生产劣质食品和假药的厂家，管理混乱的医院等。

3）对团体内外人群健康都有危害的行为：如有些厂矿生产过程中排放污气、污水、废渣等有害物质。

第二节　健康教育模式

（一）优先模式

优先模式，是指导制定健康教育计划和评价的基本模式。该模式强调两个基本前提：一是健康和健康行为受多方面因素影响，二是影响行为改变的健康教育设计必须是多方位的，在此基础上明确了健康教育实施的具体步骤，包含社区诊断、流行病学诊断、行为与环境诊断、教育与组织诊断、管理与政策诊断、实施、评价7个阶段。

*(二) 健康信念模式

健康信念模式是从人的认知出发，对影响健康态度和行为因素，以及如何帮助社区人群建立良好的健康行为进行了阐述。主要分为三个部分：个人感知、修正因素、行为可能性。

1. 个人感知　包括对特定疾病易感性、严重性和威胁性的认识。对疾病易感性的感知反映个体对受到的某种特定疾病侵袭的自我感觉。对疾病严重性的感知取决于个体对该疾病的认识程度，能够导致健康行为的改变。个体对特定疾病的易感性和疾病严重程度的感知共同决定了疾病对个体健康的威胁程度的感知。

2. 修正因素　是影响和修正个体对疾病感知的因素，包括人口统计学变量、社会心理变量、结构变量以及一些行为线索，如大众媒体的宣传、他人的劝告、医生的警示等。修正因素仅仅是通过改变个体对疾病危险程度的感知而间接影响其行为倾向。

3. 行为可能性　个体采纳预防性健康行为的可能性取决于感知到行为的益处大于感知到行为的障碍。个体对健康行为益处的感知是指对某种推荐的行为预防健康问题的有效性的信任，对健康行为障碍的感知是指对采取某种推荐的行为的潜在负面影响的认识。

(三) "知信行" 模式

知即知识和学习是基础，信即信念和态度是动力，行即产生促进健康行为、消除危害健康行为等行为改变过程是目标。

通常可采取下列方法：

1. 权威-知信行法　利用此法能够增强信息的权威性、增强传播效能、促进态度转变。如请知名度高的专家讲授艾滋病的危害及预防措施等。

2. 恐惧-知信行法　只要适时、适当地使用此法，也有助于教育对象的态度转化。如利用多媒体让人们观看艾滋病患者病情的发展。

3. 现身演示-知信行法　此法特别有助于那些优柔寡断者的态度转化。如让艾滋病患者讲述疾病的好转过程。

4. 强制-知信行法　对那些明知故犯严重危害社会的行为（如吸毒），可依法采取强制手段（如送戒毒所）促其态度转化。

第三节　健康教育的程序和学习理论

（一）健康教育程序

社区健康教育程序是护理程序在健康教育工作中的应用，其基本步骤可分为 5 部分，即评估、诊断、计划、实施及评价。

1. 社区健康教育评估　评估，即收集资料。社区健康教育评估即是社区健康教育者或社区护士通过各种方式收集有关健康教育对象的资料，为开展健康教育提供依据。从以下 6 个方面收集有关教育对象的资料。

（1）教育对象的生理状况：包括身体状况及生物遗传因素。

（2）教育对象的心理状况：包括学习的愿望、态度及心理压力等。

（3）教育对象的生活方式：包括吸烟、酗酒、饮食、睡眠、性生活、锻炼等生活习惯。

（4）教育对象的学习能力：包括文化程度、学习经历、学习特点及学习方式等。

（5）教育对象的生活、学习及社会环境：包括工作职业、经济收入、住房状况、交通设施、学习条件及自然环境等。

（6）教育对象的医疗卫生服务：包括医疗卫生机构的地理位置及享受基本医疗卫生服务的状况等。

2. 社区健康教育的诊断　指确定教育对象的现存或潜在的健康问题及相关因素。社区健康教育诊断可以分 6 步进行。

（1）列出教育对象现存或潜在的健康问题。

（2）选出可通过健康教育解决或改善的健康问题。

（3）分析健康问题对教育对象健康所构成的威胁程度。

（4）分析开展健康教育所具备的能力及资源。

（5）找出与健康问题相关的行为因素、环境因素和促进教育对象改变行为的相关因素。

（6）确定健康教育的首选问题。

3. 制定社区健康教育计划　在制订计划时，一定要以教育对象为中心。计划的内容应包括以下几点：①社区健康教育的内容、目的及长、短期目标；②实施社区健康教育的时间、地点；③对社区健康教育者的培训方案；④社区健康教育教材的选择或编写；⑤开展社区健康教育的形式；⑥社区健康教育的评价方式。

4. 实施社区健康教育计划　在社区健康教育的具体实施过程中应注意做好以下几点工作：①首先开发领导层，以得到社区基层领导及管理者的支持；②协调社会各界力量，创造执行计划的良好内、外环境；③认真做好健康教育者的培训工作；④培养典型，以点带面；⑤不断调查研究，探讨新的教育形式和方法；⑥及时总结工作，交流、推广好的经验。

5. 社区健康教育的评价　评价，即是对照计划进行检查、总结。社区护理健康教育评价即是对社区的健康教育活动进行全面的监测、核查和控制，是保证社区护理健康教育计划设计、实施成功的关键措施。因此，社区护理健康教育的评价应贯穿社区护理教育活动的全过程。

在实际工作中，健康教育评价可以分为 3 种：即时评价、阶段评价及效果评价。

在进行健康教育评价时，应注意使用恰当的评价指标及方法。常用的评价指标及举例如下。

（1）反映个体或人群卫生知识水平的指标：

卫生知识及格（满分）率＝卫生知识测验及格（满分）人数/参加测验的人数×100%

卫生知识达标率＝某一范围内卫生知识达标人数/该范围内应达标人数×100%

（2）反映个体或人群对卫生保健工作态度的指标：

对戒烟的支持（反对）率＝被调查范围内支持（反对）戒烟的人数/被调查人数×100%

（3）个体或人群卫生习惯或卫生行为形成情况的指标：

卫生保健活动参与率＝某范围内坚持参与某项卫生保健活动人数/该范围内有能力参与卫生保健活动的总人数×100%

不良行为或习惯转变率＝某范围内已改变或纠正某种不良行为或习惯人数/该范围内有某种不良行为或习惯的人数×100%

（4）反映健康教育深度和广度的指标：

卫生知识普及率＝某范围内已达到卫生知识普及要求的人数/该范围内总人数×100%

健康教育覆盖率＝某范围内接受某种形式健康教育的人数/该范围内总人数×100%

（5）反映人群健康水平的指标：发病率、患病率、死亡率、平均寿命及少年儿童的生长发育指标等。

（二）健康教育策略

1. 根据地区、对象、目的及内容选择适宜的方法　首先要考虑地区因素，不同的地区在自然环境、风土人情、文化背景、生活方式等方面都存在差异，特别是少数民族地区。因此，根据具体情况选择社区容易接受和开展的方法。健康教育的目的是选择教育方式的主要依据，如需要大造声势，多利用大众传播方式；传播卫生知识、培养行为，多采用人际传播方式，可以举办专题讲座、培训班，也可以进行个别指导、家访、咨询、行为训练等。

2. 开展以社区现场为基础的健康教育模式

（1）社区模式：以社区居委会与社区卫生服务中心为活动主体，有分工、又有配合，使健康教育普及到每个家庭，形成便民的社区保健、医疗圈。

（2）学校模式：以学校为中心，在组织好学校健康教育课程的基础上，引进卫生课讨论会、编排健美操；组织学生自己动手制作健康教育材料、手抄报、剪报等。

（3）医院模式：在各级医院开展从门诊到病房、从预防保健到医疗和康复、从入院到出院的全程健康教育。

（4）机关和企业单位模式：各单位利用演讲会、讲座、知识竞赛等形式，激发广大职工学习健康知识的积极性。针对产业工人多的特点，在工矿企业开展以职业保护为特点、多种形式的健康教育工作等。

（5）特殊行业模式：卫生部门采用集中培训和个别指导相结合的方法，强化食品、公共场所从业人员的卫生知识培训。

（6）农村模式：成立包括村干部、村医生在内的村级健康教育组织，从教育广大农民革除生活陋习、树立卫生观念入手，进行卫生知识普及宣传。

第四节　健康教育的内容和形式

（一）健康教育的内容

1. 一般性健康教育内容　帮助学习者了解增强个人和群体健康的基本知识，如住宅区域的公共卫生和环境保护；个人卫生知识；计划生育知识；营养卫生知识；一般疾病防治知识；精神心理卫生知识等。

2. 特殊健康教育内容　针对社区特殊人群常见的健康问题进行教育，其中包括：妇女健康保健；儿童保健；老年人健康保健知识；伤残人士的自我保健和康复知识等。

3. 卫生管理法规的教育内容　帮助社区个人、家庭以及群体学习和了解城乡健康相关的政策和法规，树立良好的道德观念，提高社区人群维护公共卫生的责任心。

（二）健康教育的形式

1. 依据目的任务、活动性质和干预手段的不同，可分为三大类 一是信息传播类，包括大众传播和人际传播；二是行为干预类；三是行政干预类。

2. 按功能特点归纳为四种

（1）语言教育：又称口头教育法，包括口头交谈、健康咨询、专题讲座、小组座谈和大会报告、演讲等。

口头交谈：通过面对面谈话，传递信息，交流情感，进行行为指导。具有简便易行，针对性强和反馈及时的特点。是入户家访和个别教育的基本形式。

健康咨询：以单独或现场咨询的形式解答咨询者提出的有关健康问题，帮助他们解除疑虑，做出行为决策，保持或促进身心健康。此方式应由有经验的相应的专业人员承担。

专题讲座：通过组织集体听课或办学习班的形式，由专业人员就某一专题进行讲课，此方式专业性、系统性、针对性强，目的明确，内容突出。是社区健康教育常用的一种群体教育方法，适用于社区重点人群的系统教育和基层专兼职人员的培训。

小组座谈：一般人数在 6～20 人之间。由健康教育者组织、引导与协调，小组成员集体讨论，互帮互学。具有精力集中、针对性强，便于及时反馈、交流信息和指导的特点。特别适用于技能训练和行为改变，如戒烟支持小组，家庭营养与烹饪技能培训班等。

（2）文字教育　卫生标语：有大幅横额、招牌标语和条幅标语等。具有形式简单、制作方便、语言精练、易于记忆，号召力、鼓动性强的特点。对大造舆论和创造气氛有突出作用。

卫生传单：针对社区某个中心任务或急需解决的问题，一事一议，应急性强。内容较详细，可大量印刷，广泛散发。

卫生小册子：组织专业人员编写，内容系统、针对性和知识性强，并便于保存，可反复使用。是卫生科普教育的好教材。

折页：是新发展起来的一种印刷品种。由于制作精美、图文并茂、简要明了，直观性、吸引力强，并便于发放和保存，适用于低文化水平以及空闲时间少的人群阅读使用，也可作为对某项操作技能的具体指导。

卫生报刊：定期出版发行，信息量大，综合性强，是广大群众学习卫生保健知识和积累信息的健康之友。但需组织好征订工作，并要求读者具有一定的文化水平和阅读能力。

卫生墙报：包括黑板报和卫生墙报，是设在街头、单位等显眼处的相对固定的健康教育阵地。制作简便，更新内容易，可结合时令和卫生中心工作编排内容，能起到传播信息、宣传鼓动和普及知识的作用。内容应简明精干，并注意版面美观，字体清楚。

卫生专栏：可以文字为主，图文并茂，或以图片、宣传画为主，直观性强。制作精良，坚固耐用，设在社区居民主要活动区，较具吸引力和教育性。

卫生宣传画：是文字与形象艺术的结合。制造精良、印刷精美的宣传画，以其绘画、图片、设计编排艺术及鲜明的色彩，而极具感染力，能起到较好的宣传教育效果，是社区常用的方式，其中卫生年画较受农民喜爱。但需组织好征订发放工作。

（3）形象化教育：常有图片、照片、标本、模型、示范、演示等。其特点是直观性、真实性强，如身临其境，印象深刻，从而加强健康教育的效果。例如，通过展示畸形胎儿标本，可强烈激发人们妊娠保健及优生优育意识。

（4）电化教育：包括利用职业性信息传播机构的广播、电视、电影等传媒手段，以及投影、幻灯、VCD、录音带、录像带等电化教材。

广播：广播网络不受时空限制，传播迅速，覆盖面广，听众广泛，并不受文化程度限制，易于普及。

投影、幻灯片：此类教材能自行制作，成本低廉，并可根据需要随意增减、灵活运用；画面色彩丰富，直观生动，群众乐于接受，教学效果好。

录像带、VCD：内容丰富，知识系统，生动性、娱乐性以及表现性较强，是群众喜闻乐见的形式。特别适宜于传播操作技巧、生命知识等

模拟试题测试，提升应试能力

一、名词解释

社区健康教育

二、填空题

1. 影响健康的因素包括_____、_____、_____、_____。

2. A 型行为其核心行为表现为_____、_____及_____。其冠心病发病率、复发率和致死率均比常人高（2~4）倍。C 型行为的核心行为表现为_____、_____、_____、_____。其宫颈癌、胃癌、食道癌、结肠癌、肝癌、恶性黑色素瘤等的发病率都比正常人高_____倍左右。

3. 健康信念模式分为三个主要部分：_____、_____、_____。

4. 健康教育评价可以分为 3 种：_____、_____及_____。

5. 某范围内接受某种形式健康教育的人数/该范围内总人数×100% 是指_____。

6. 健康教育的形式依据目的任务、活动性质和干预手段的不同，可分为三大类：_____、_____、_____；按功能特点可分为四种：分别是_____、_____、_____、_____。

三、选择题

A₁ 型题

1. 以下宣传教育方法中，哪项具有"简便易行，受众面大，信息传递迅速的优点"（   ）

A. 座谈会　　　　　B. 个别交谈　　　　　C. 专题讲座

D. 健康咨询   E. 卫生专栏

2. 在社区健康教育中，如需宣传正确母乳喂养的姿势，最好选用以下哪种方式（   ）

　　A. 演示   B. 照片   C. 图画

　　D. 播放录像   E. 卫生墙报

3. 在社区健康教育中，针对学习对象有共同的学习需求，或存在相似的健康问题而组织的健康教育形式是（   ）

　　A. 专题讲座   B. 座谈会   C. 个别交谈

　　D. 健康咨询   E. 卫生专栏

4. 健康教育的实施技巧很重要，可以影响学习者的理解掌握程度。每种教育法都有实施技巧，以下哪项不是语言教育方法的技巧（   ）

　　A. 充分准备   B. 抓住关键   C. 讲究艺术性

　　D. 音调平铺直叙   E. 通俗易懂

5. 致病性行为模式是导致特异性病症发生的行为模式。目前研究较多的行为模式有（   ）

　　A. A 型行为和 B 型行为   B. A 型行为和 C 型行为

　　C. B 型行为和 C 型行为   D. D 型行为和 C 型行为

　　E. D 型行为和 A 型行为

6. 以下哪种生活习惯是良好的生活习惯（   ）

　　A. 饮食过度   B. 高脂高糖饮食   C. 高纤维饮食

　　D. 嗜好烟熏火烤事物   E. 饭后沐浴

A_2 型题

7. 患者，男性，62 岁。为肺心病患者，心功能 Ⅱ 级，其饮食错误的为（   ）

　　A. 每日进食盐少于 2g

　　B. 每日进食酱油少于 20ml

　　C. 食物中钠盐含量每天少于 0.5g

　　D. 禁食腌制食品和糖醋食品

　　E. 多进食海产品

8. 护士对一位癌症患者说："你得病已成事实，发愁也没用，你应该积极配合我们治疗，不应该整天唉声叹气。"该护士的沟通错误是（   ）

A. 虚假的保证　　　B. 过早作出结论　　　C. 言行不一

D. 主观说教　　　E. 使用移情

A_3 型题

（9、10 题共用题干）

健康教育工作者先培训社区骨干，再由骨干组织同伴一起交流行为改变的经验，如在城市社区组织社区居民进行糖尿病健康生活方式经验交流，分享各自在糖尿病防治方面的经验，饮食、血糖是怎样控制的，如何运动的等。

9. 这种健康教育方法是（　　　）

A. 小组讨论　　　B. 同伴教育　　　C. 专题讲座

D. 参与式培训　　　E. 角色扮演

10. 这种干预方法用得最多的疾病是（　　　）

A. 高血压　　　B. 糖尿病　　　C. 艾滋病

D. 结核病　　　E. 肥胖

（11 ~ 13 题共用题干）

在定性调查中，研究者可以通过与调查对象的开放式讨论中发现问题，并引导调查对象就某些有价值的问题进行深入讨论，探讨问题深层次原因。常用定性调查方法有三种。

11. 从某一特定目标人群中选择数人组成小组，在主持人的引导下，其成员就某一研究议题深入交换意见的一种定性研究方法是（　　　）

A. 专题小组讨论　　　B. 小组讨论　　　C. 群体小组讨论

D. 专题讨论　　　E. 专题目标人群讨论

12. 研究者通过调查对象所处环境的现场观察，获得有关研究内容的第一手资料是（　　　）

A. 调查法　　　B. 观察法　　　C. 访谈法

D. 座谈法　　　E. 现场调查法

13. 调查员和调查对象以一对一的面对面方式讨论，通过两者之间的直接对话来获得符合研究目的资料的方法是（　　　）

A. 个人访谈法　　　B. 双人访谈法　　　C. 深入访谈法

D. 面对面访谈法　　　E. 直接访谈法

A$_4$ 型题

(14～16 题共用题干)

疾病行为是指个体从感知自身有病到疾病康复所表现出来的行为。

14. 某单位职工，生病期间时刻惦记着工作任务、不安心治疗等反应，此种情绪属于以下何种疾病行为（　　　）

  A. 角色行为冲突 B. 角色行为强化 C. 角色行为缺如

  D. 角色行为消退 E. 角色行为异常

15. 当患者病情加重时，有意拖延不接受治疗，属于以下何种疾病行为（　　　）

  A. 角色行为冲突 B. 角色行为缺如 C. 角色行为强化

  D. 角色行为消退 E. 角色行为异常

16. 当患者受到病痛的折磨，无法进食，情绪低落，出现轻生的行为，这属于疾病行为中的（　　　）

  A. 角色行为冲突 B. 角色行为强化 C. 角色行为缺如

  D. 角色行为异常 E. 以上均不正确

四、案例分析题

某社区有常住人口 2.5 万，居民以工人为主，初中及以下文化程度者占 68.5%，大多数家庭经济处于中下等水平。据调查，该社区成年男性吸烟率 58.4%，饮酒率 50.7%，社区内无公共文体设施。小王作为该社区的一名护士，被委派为该社区制定一套关于戒烟/酒的健康教育方案。假设你是小王，请回答：

  1. 你制定健康教育方案的主要步骤有哪些？

  2. 针对以上人群，你将选择哪些健康教育方法或形式？

  3. 针对以上人群，你将从哪些方面进行健康宣教？

（彭月娥）

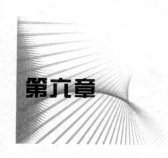

第六章

心理卫生与社区护理

第一节 概 述

（一）心理卫生概念

心理卫生是指人在知、情、意、行为方面的正常状态，主要包括正常的智力水平、良好的性格、稳定的情绪、坚强的意志、和谐的人际关系等方面的综合表现。

1. 心理卫生包括以下三个层面

（1）心理卫生学：是研究人类心理健康状况形成、发展和变化的规律以及维护和增进心理健康的原则和方法的一门学科。

（2）心理卫生工作：是指一切维护和增进人类心理健康的实际工作。

（3）心理健康状态：是指个人运用一切相关手段和方法，保证身心达到更完善的状态。

2. 心理卫生国际标准

（1）有充分的安全感。

（2）充分了解自己，并能对自己的能力恰当的估计。

（3）生活目标、理想切合实际。

（4）与现实环境保持接触。

（5）能保持个性完整。

（6）具有从经验中学习的能力。

（7）能保持良好的人际关系。

（8）适度的情绪发泄和控制。

（9）在不违背集体意志的前提下，有限度的发挥人的基本需要。

（10）在不违背社会道德规范的情况下，适当满足个人的基本需要。

（二）心理健康的概念

心理健康是指个人能以积极有效的心理活动、平稳正常的心理状态，对当前和发展中的社会环境保持良好的适应能力。

心理健康的评价标准

（1）具有良好的心境和情绪的协调性。

（2）具备一定的意志品质。

（3）和谐的人际关系。

（4）能动地适应环境。

（5）保持人格完整。

（6）个体言行符合年龄特征。

（三）社区心理卫生概念

社区心理卫生是指应用社会心理学理论、研究方法和临床医学、预防医学等医疗技术，对社区人口中的心理疾病进行预防、治疗、康复，并为社区范围内的居民提供相应和必要的心理卫生服务。

（四）社区心理卫生的目的

（1）促进社区精神文明建设。

（2）促进社区居民的心理发展。

（3）通过心理卫生工作，提高社区居民的生命质量。

（4）预防心理疾病和和与心理社会因素密切相关的躯体疾病的产生。

（5）及时对心理问题进行干预和治疗，促进心理康复。

（五）社区心理卫生服务特点

1. 重视整体性观点　强调人是完整的人，是不可分割的整体，除了注意身体本身的问题外，还要注意人与外部环境、家庭之间的关系以及发生疾病的心理社会因素。

2. 重视协调性　在心理卫生方面主要负责居民心理卫生教育工作。在实施过程中要调动社区内一切可利用的资源，争取得到各方面的有力协作。

3. 注重连续性服务　对社区居民人生发展各个阶段的持续性心理照顾。从居民的生老病死乃至生活、学习、工作都涉及大量的心理健康问题。

4. 重视综合性支持　体现在服务对象不分年龄、性别、疾患类型，包括社区所有居民，心理卫生服务渗透于社区卫生服务的各项工作中，在为社区居民进行预防治疗、康复等服务中给予心理上的支持。

5. 服务和干预　是社区卫生服务的重心，对人们的心理危机要早干预和介入，对社区中的精神病患者要介绍入院治疗，同时开展广泛的心理咨询服务、义务宣传活动、医疗服务、社区娱乐活动、老年大学等。

第二节　心理健康的培养和自我管理

（一）人生不同时期的心理健康培养

1. 胎儿期心理健康培养　孕妇应保持心情舒畅、情绪稳定，为胎儿提供良好的环境。如孕妇严重焦虑、紧张、情绪波动等心理困扰，均会导致孩子成长后情绪不稳定。

2. 婴幼儿期心理健康培养　能获得母爱及有依赖感的婴幼儿，对其情绪及智能的健康发展非常有利，培养开朗、进取的性格和适应环境能力十分重要。

3. 少儿期心理健康培养　此期为"第一反抗期"，少儿好奇心和模仿能力强，自由活动能力增强，存在反抗心理，父母和老师应理解孩子的正常心理状态，通过因势利导，培养他们的学习兴趣和自觉性，增强孩子的分辨是非能力。

4. 青年期心理健康培养　青年人随着生活领域和活动范围不断扩大，同社会接触交往更加频繁密切，父母、老师应引导他们，学会正确看待自己、他人和社会，锻炼克服困难和充满信心的顽强性格。

5. 中年期心理健康培养　要经常调整心理平衡，避免因各种矛盾引起心理上的较大波动。要善于控制自己的情绪，办事不操之过急，坚持实事求是，适应社会的发展。

6. 老年期心理健康培养　应积极从事一些力所能及的脑力劳动或体力劳动，培养广泛的兴趣爱好，与亲朋好友保持社交联系并交结新朋友，保持乐观情绪，创建和谐家庭和社会环境，安度幸福晚年。

（二）心理健康的自我管理

心理自我管理是指个人为维持心理健康的需要自己所进行的健康活动。社区护理人员应教育社区居民加强自我心理健康管理，增强自我心理健康意识和提高自我心理健康能力，积极主动地参加各项心理健康活动。心理健康的自我管理包括以下内容。

（1）学习有关心理健康医学知识，这是自我心理管理的基础。

（2）培养良好的性格，提高心理素质。

（3）建立健康科学的生活方式，是预防疾病的根本方法。

（4）创造良好的家庭环境，对保持良好的心理环境有着积极的作用。

（5）建立个人心理健康档案，并做好定期自查、记录档案。

（三）社区心理健康工作中护士的职责

（1）分析社区服务对象的心理特点。

（2）找出影响人群心理健康的主要因素。

（3）研究提高心理健康水平的护理措施。

（4）解决服务对象与心理健康有关的问题。

第三节　社区心理卫生预防保健护理工作

（一）一级预防保健中的护理工作

1. 一级预防　又称全盘性的预防工作，是健康危害发生前期，也是保障心理卫生的第一道防线。具体内容包括：①促进心理健康：掌握自我心理健康保健知识，创建良好的心理社会环境，养成良好的生活方式；②预防疾病：消除心理疾病病因及减少致病因素，提高个体及家庭成员的适应能力，保护高危人群。

2. 护理工作特点　护士进行心理卫生保健服务时，①要注意个体的独特性和群体的共同性特点。②要面对不同年龄阶段、不同生理心理特点的人群，针对不同的心理健康人群而采取不同的心理健康措施。③开展心理健康教育和管理工作要灵活多样。

（二）二级预防保健中的护理工作

1. 二级预防 是健康危害发生期，具体内容包括：①早期发现：定期心理健康调查，居民自我心理健康评估检查，对居民进行危机干预；②及时治疗：早期合理用药，防止各种不良情绪发生，进行心理治疗。

2. 护理工作特点 社区护士应①具备确认心理健康的危险因素或相关因素的能力；②具有辨认心理障碍、心理疾病边缘或心理疾病状态的能力；③早期发现服务对象的心理问题或急性心理疾病病人。

（三）三级预防保健中的护理工作

1. 三级预防 保健是健康危害发生后期，具体内容包括：①防止病残：恢复心理功能和社会功能，预防疾病复发，减少后遗症。②康复工作：心理康复、家庭护理中的健康教育和指导，在社区护士的访视和协助下，按时按量服药，安排好日常生活，调节娱乐和休息，解除生活或工作的压力。

2. 护理工作特点 ①帮助病人在早期痊愈返回社区，并为其生活做妥善的较长期的安排；②针对病人出院后环境中的问题予以适当解决达到病人继续康复或减轻或防止病残发生。

第四节 社区重点人群心理卫生保健

（一）儿童心理发展特征及心理卫生保健

1. 儿童心理发展特征
（1）儿童期是智力开发的最佳时期。
（2）儿童期是个性形成的重要阶段，不良习惯也容易此阶段养成。
（3）儿童期是很多心理、行为障碍的好发年龄，仔细观察有利于早期发现，及早干预。
（4）儿童期的情感交流最纯真、直率，不会转弯抹角。这种交流可以营造愉快心情。

（5）儿童期是激发自我实现趋向的关键时期，是培养兴趣、发掘潜能、建立自信的最好时机。

2. 儿童心理卫生护理

（1）普及心理卫生知识，为教师、家长及儿童提供心理咨询，使年轻父母掌握一些心理卫生知识，注意减少自身人格弱点对孩子的影响。

（2）不仅要注意孩子的智力培养也要注意人格培养，培养儿童健康的心理状态及正常的行为情绪。

（3）改变不良的育儿态度，充分认识到过分溺爱或过分粗暴都会增加心理卫生问题的危险性。

（4）建立跨学科的防治网，对管辖区内儿童进行心理普查，早期发现有问题的儿童，进行家访和调查，寻求造成问题的相关心理因素，协助及早解决。

（二）青春期心理发展特征及心理卫生保健

青春期是由儿童向成人过渡的特殊时期。这一时期，人的身体发育几近成熟，但心理发展相对滞后，使他们处于非常不稳定、不平衡的状态。如果没有良好的社会条件和及时正确的引导，他们的情绪生活、行为活动和性格特征就有可能出现问题，造成各种不良心理反应，甚至可能成为诱因导致青春期的各种精神障碍。社区护士应积极配合其家庭和学校做好疏导工作，以促进其心理健康发展。

1. 心身发展快速不平衡　在青春期到来时，青少年在身体和心理方面呈现快速的发展，表现为身体的急剧生长和变化，第二性征逐渐显露和随之而来的心理上的突出变化，以及与之关联的一系列复杂的内心情感体验，此时可能会出现许多他们从未遇到的问题，因此产生不稳定现象。社区护士应在社区心理健康宣教时，增加青春期教育的相关内容。对青少年进行正确的性知识和性道德的教育，有助于他们正确对待和处理好可能出现的问题，从而避免由此产生的各种不良后果。

2. 自我意识增强　随着年龄的增长，青少年与社会交往越来越广泛，他们渴望独立的愿望日益变得强烈，与家庭的联系逐渐疏远，对父母的权威产生怀疑，甚至发生反抗行为。因此，当与父母发生冲突时，往往会出现"摆脱家庭束缚"的倾向。家长和教师对其评价应做到恰如其分。尊重他们的地位和权利，平等相待。教他们学会辩证地分析问题和解决问题。

3. **伙伴关系密切**　同龄伙伴是青少年在社会交往中非常重要的社会关系，以家庭的依恋转向伙伴群体，形成亲密的伙伴关系。他们的言行、爱好、衣着打扮等相互影响，信任伙伴胜过信任家长老师。

4. **情绪易变化**　青春期正处在精力旺盛时期，他们情绪活动的特点是能够激发高度的热情，情绪变化强烈并带有冲动性，但不稳定、深刻和持久，并且不善于用理智来控制自己的情感和情绪，其情绪生活特别容易受到干扰和破坏。因此，学会有意识地调节和控制自己的情绪活动，建立积极的情绪生活。一般来说，最好的途径是引导青少年建立广泛的兴趣，除了正常的学习和工作以外，在社区开展各种各样的活动，如各种文娱体育活动、科学试验活动、社会公益活动等，在活动中使他们的情绪得到适当的宣泄和锻炼并使之更加成熟。

5. **矛盾心理**

（1）独立性和依赖性的矛盾：他们急于自主自立，摆脱人的约束，却又在很多方面不可避免地受到制约。

（2）内心理想与现实的矛盾：一方面朝气蓬勃，富于幻想，具有远大的理想和信念，另一方面对现实生活中可能遇到的困难常常估计不足，在升学、就业、恋爱婚姻等问题上易遭受挫折，从而引起激烈的情绪波动，产生沉重的挫折感。

（3）坦率与封闭的矛盾：一方面期盼得到社会成员的理解，与同龄人愿意敞开心扉热诚而坦率，同时青少年开始把注意力集中在自己的内心世界，越来越显示出特有的心理闭锁性，甚至产生固执、多疑与对抗。

（4）性意识与性道德矛盾：由于生理上的成熟，青少年容易出现性的欲望和冲动但由于社会舆论和传统道德伦理观念的影响，其心理上有时会在性意识和性道德间发生冲突和矛盾，并伴随紧张、忧郁、悔恨和羞愧的心理。

（5）情感与理智的矛盾：青年人情绪活跃富于幻想，喜欢冒险，形成好奇、好动和争强好胜的心理特性，容易与理智发生冲突。面对这些冲突和矛盾，社区护士要帮助青少年做好自身心理的保健，同时也需要指导家庭、学校、社会给予多方面的关心和帮助。从家庭、学校、社会来讲，应充分尊重、理解、信任、爱护青少年，多给他们发展自己的空间和条件，多指导少指责，多帮助少干涉，加强青少年的心理健康教育、性知识教育和生活指导，在社区建立心理咨询、辅导、治疗的机构，帮助青少年解决心理困惑和实际困难。

（三）中年期心理卫生社区保健

中年时期的社会关系错综复杂，社会和家庭要求中年人负起种种义务和责任，如何成功地适应并承担各种角色是中年人社会适应的重要问题。因此，中年期是一生中身心负担最沉重的时期。社区护士应该帮助他们建立自我保健意识。

（1）劳逸适度，饮食起居有节。

（2）学会自我心理调节，即当心理压力过重时，要从心理上进行主观调节，减少各种压力带来的消极影响。

（3）保持和巩固良好的个性，改变不良的个性。

（4）善于与周围的人保持良好的关系，维持一种融洽、正常的人际关系，使个体获得安全感，有助于减轻心理压力。

（四）老年期心理卫生社区保健

老年期在生理、心理、社会等各方面都出现了一系列的变化。人体的各组织和器官结构、功能方面都逐渐地出现了种种退行性的衰老变化现象，具体表现为感知觉减退、记忆力下降、智力结构改变、情绪不稳定、人格发生某种变化，精神方面由有依赖感变为无依赖感，在思维、生活、情绪、习惯、人际关系等方面都会出现不适应。常引起失落、孤独、自卑和抑郁等不良表现。社区护士要充分了解老年人的心理特点，注意自我修养和交谈方式，给老年人心理支持，提供心理卫生保健知识。

（1）定期检查身体，防治躯体疾病。

（2）接受现实，保持乐观的情绪。

（3）坚持学习，保持良好的智力。

（4）培养兴趣爱好，丰富晚年生活。

（5）与人为善，保持良好的人际关系。

（五）残疾人心理问题及社区保健

残疾人作为一个特殊的人群，有着独特的心理特点，主要表现如下。

1. 孤独感　残疾人在生理或心理上有某种缺陷，能够活动的场所有限，在社会上也常常受到歧视，易产生孤独感。

2. 自卑感　残疾人的缺陷造成了他们在学习、生活和就业等方面所遇到的困难远比普通人要多，其行为容易受挫，再加上社会对残疾人的偏见和歧视，挫伤他们的自尊心。

3. 敏感自尊，情绪反应强烈　由于自身的残疾，容易使他们过度注意自己，又过分在意别人的态度和评论，导致对某些现象的情绪反映强烈。

社区护士在充分了解残疾人特点的基础上做到：①为残疾人提供个别或集体心理辅导。②引导他们面对现实，鼓励他们自尊、自信、自立和自强，通过实现自身价值，减轻心理压力。③政府、教育部门和社区应大力宣传使全社会端正认识，充分理解残疾人，形成良好的社会氛围，创造出有利于残疾人工作生活的社会环境。

模拟试题测试，提升应试能力

一、名词解释

1. 心理卫生
2. 社区心理卫生
3. 心理健康
4. 心理自我管理

二、填空题

1. 心理卫生包括_____、_____、_____三个层面的内容。

2. 心理卫生保健一级预防又称_____工作，是（健康危害发生前期），具体内容包括_____和_____。

3. 儿童期是_____的最佳时期，也是激发_____的关键时期，是培养兴趣、发掘潜能、_____的最好时机。

4. 青春期是由儿童向_____过渡的特殊时期。此时他们处于非常_____的状态。如果没有良好的社会条件和及时正确的引导，他们的_____、_____和_____就有可能出现问题，造成各种不良心理反应。

5. _____是一生中身心负担最沉重的时期。社会和家庭要求中年人负起种种义务和责任，如何成功地适应并承担_____是中年人社会适应的重要问题。

6. 残疾人作为一个特殊的人群，有着独特的心理特点，表现为_____、

_____和敏感自尊，情绪反应强烈。

三、选择题

A_1 型题

1. 心理健康的培养应开始于（　　　）

A. 胎儿期　　　　　　　B. 婴幼儿期　　　　　　C. 童年期

D. 青春期　　　　　　　E. 青年期

2. 人生中心理"第一反抗期"是（　　　）

A. 胎儿期　　　　　　　B. 婴幼儿期　　　　　　C. 少儿期

D. 青春期　　　　　　　E. 青年期

3. 自我心理健康管理的基础是（　　　）

A. 学习有关心理健康医学知识　　　　　B. 培养良好的性格

C. 建立健康科学的生活方式　　　　　　D. 改变不良行为

E. 创造良好的家庭环境

4. 心理健康的一级预防措施是（　　　）

A. 早期发现　　　　　B. 防止残障　　　　　　C. 及时治疗

D. 预防疾病　　　　　E. 康复工作

5. 不是青少年自我意识发展的特点是（　　　）

A. "成人感"出现　　　B. 生长发育快　　　　　C. 独立性增强

D. 自主能力增强　　　E. "摆脱家庭束缚"倾向

A_2 型题

6. 儿童心理保健最关键的是（　　　）

A. 重视智力开发和注意情绪、性格培养　　　B. 早期发现，及时矫正

C. 父母培养　　　　　　　　　　　　　　　D. 社会关注

E. 教师培养

7. 关于心理卫生标准错误的是（　　　）

A. 有充分的安全感

B. 充分了解自己，并能对自己的能力恰当的估计

C. 在不违背集体意志的前提下，能作无限度的个性发挥

D. 生活目标、理想切合实际

E. 能保持良好的人际关系

8. 不属于社区心理健康工作中护士的职责是（　　　）

A. 分析社区服务对象的心理特点

B. 找出影响人群心理健康的主要因素

C. 研究提高心理健康水平的护理措施

D. 精神病的治疗

E. 解决服务对象与心理健康有关的问题

9. 社区心理卫生保健的根本方法是（　　　）

A. 健康教育　　　　　　　　B. 三级预防

C. 促进心理健康，预防疾病　D. 对有心理问题的居民早发现、早治疗

E. 促进康复，预防复发

A_3 型题

（10~12 题共用题干）

社区护士小张，为了更好地开展心理健康服务，需分析社区居民各年龄阶段的心理发展特征，找出问题有针对性采取保健措施。

10. 注意个性和情绪的培养时期是（　　　）

A. 青少年期　　　　　　B. 中年期　　　　　　C. 婴儿期

D. 老年期　　　　　　　E. 儿童期

11. 人一生中身体和心理发展变化最迅速也最重要的时期是（　　　）

A. 青春期　　　　　　　B. 中年期　　　　　　C. 婴儿期

D. 老年期　　　　　　　E. 儿童期

12. 人际关系最为复杂的时期是（　　　）

A. 青春期　　　　　　　B. 中年期　　　　　　C. 婴儿期

D. 老年期　　　　　　　E. 儿童期

四、简答题

1. 简述心理健康的评价标准。

2. 简述心理健康的自我管理的内容。

3. 简述青少年的矛盾心理。

4. 简述社区心理卫生的目的。

5. 简述心理卫生二级预防保健措施。

6. 简述中年人的心理卫生保健措施。

（邓兰萍）

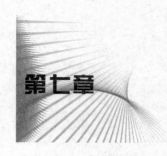

第七章

家庭访视及家庭护理

学习内容提炼，涵盖重点考点

第一节　家庭概述

（一）家庭的定义

1. 传统意义上的家庭　是指有法定婚姻、血缘、领养及监护关系的人组成的社会基本单位。现代广义的家庭是指一种重要的关系，它由一个或多个有婚姻、血缘、收养或亲密朋友关系的个体组成，包括同居者（同性或异性同居）、单亲父母和他们的孩子、继父母家庭等。

2. 家庭的基本特征

（1）行为共同性：家庭在遗传、情感和生活方面的联系，决定了各成员在健康行为和医疗行为方面的共同性。

（2）角色稳定性：个人在家庭中的地位和角色具有稳定性。

（3）关系情感性：家庭中各成员之间更重视关心、爱护、体贴、支持、照料等感情。

＊（二）家庭结构

家庭结构是指构成家庭单位的成员及家庭成员互动的特征。包括家庭外部结构和家庭内部结构。

1. 家庭外部结构　家庭外部结构主要指家庭人口结构，即家庭类型，也称家庭规模，主要包括以下几种类型。

（1）核心家庭：由父母亲及其未婚子女组成的家庭形式，或无子女夫妇组成的家庭，核心家庭已成为我国主要的家庭类型，通常认为是比较理想和稳定的家庭形式。其特点是人数少、规模小、结构简单，家庭内只有一个权力中心，家庭成员之间容易沟通和相处。

（2）主干家庭：由一对已婚子女同其父母、未婚子女三代人组成或与未婚兄弟姐妹构成的家庭，在我国曾为主要的家庭类型。主干家庭有一个权力中心和一个权力次中心。

（3）联合家庭：由至少两对或两对以上同代夫妇及其未婚子女组成的家庭，曾为中国传统家庭类型，其特点是人数多，结构复杂、关系繁多，家庭内存在一个的权力中心和几个权力次中心。

（4）其他家庭类型：有单亲家庭、单身家庭、未婚同居家庭、群居家庭及同性恋家庭等。此类家庭虽然不具备传统的家庭形式，但也行使着类似的功能，表现出家庭的主要特征。

2. 家庭内部结构

（1）家庭角色：指家庭成员在家庭中占有的特定地位。

（2）家庭价值系统：指家庭在价值观念方面所持有的思想、态度和信念。

（3）家庭沟通方式：指家庭成员之间在需求、愿望、价值观念、意见、情感以及信息等方面进行交换的过程。

（4）家庭权力：指家庭成员对家庭的支配权、控制权以及影响力。

（三）家庭的功能

家庭功能是指家庭本身所固有的，决定是否满足家庭成员在生理、心理及社会各层次的要求，具有以下 6 种功能。

1. 情感功能　家庭成员以血缘和情感为纽带，通过彼此的关爱和支持满足爱与被爱的需要，获得归属感和安全感。

2. 社会化功能　家庭可提供社会化教育，并依据法规和民族习俗，约束家庭成员的行为，给予家庭成员以文化素质教育，使其具有正确的人生观、价值观和信念。

3. 生殖功能　家庭是生育子女、以维持社会和家庭的存在与延续。

4. 抚养和赡养功能　抚养是指长辈对晚辈的供养与照料，赡养是指晚辈对长辈的供养与照顾，体现了家庭成员间的责任和义务。

5. 经济功能　家庭维系生活需要一定的经济资源，以满足多方面的生活需要。

6. 健康照顾功能　家庭成员间的相互关心，尤其在家庭成员生病期间，给予多方面的照顾。

（四）家庭生活周期

1. 家庭生活周期　是指从夫妻组成家庭开始，到子女出生、成长、工作、结婚、独立组成家庭，夫妻又回到二人世界，最后夫妻相继去世。如此循环，新的家庭诞生，旧的家庭终结，形成家庭的周期循环。

2. 家庭发展任务　多用美国 Duvall（杜瓦尔）的家庭生活周期理论，社区护士应熟悉家庭的发展过程，鉴别正常与异常的发展状态，预测和分别在特定阶段可能或已经出现的问题，采取必要的预防和干预措施，避免出现严重的后果。

家庭生活周期表

阶段	定义	重要事项
新婚期	男女结合	①双方适应及感情沟通；②生活方式和性生活协调；③计划生育；④处理好新的亲戚关系
婴幼儿期	第一个孩子 0～30 个月	①适应父母的角色；②母亲产后的恢复；③承担增大的经济开支；④养育和照顾婴幼儿
学龄前儿童期	最大孩子介于 30 个月～6 岁	①儿童身心发育；②孩子与父母部分分离（上幼儿园）
学龄儿童期	最大孩子介于 6～13 岁	①促使孩子身心发展及社会化；②上学问题；③青春期卫生问题
青少年期	最大孩子介于 13 岁～离家	①青少年的教育与沟通；②青少年的性教育及与异性交往、恋爱；③青少年的社会化问题
子女离家期	最大到最小的孩子离家	①父母与子女之间逐渐转为成人关系；②父母渐感孤独；③应发展个人社交及兴趣
空巢期	孩子离家至父母退休	①恢复夫妻两人的生活；②重新适应及巩固婚姻关系；③计划退休后的生活；④适应与新家庭成员的关系；⑤与孩子的沟通及给予各方面的支持
老化期	退休至死亡	①经济及生活依赖性高；②面临老年病、衰老、丧偶、死亡

（五）家庭资源

家庭资源是指维持家庭的基本结构和功能、应对各种危机事件、满足家庭成员发展需求的物质和精神方面的支持。可分为家庭内资源和家庭外资源。

1. 家庭内资源　包括经济、维护、医疗处理、情感、信息和教育、结构上的支持。

2. 家庭外资源　包括社会、文化、宗教、经济、教育、环境、医疗资源。

（六）家庭对个人健康的影响

1. 遗传的影响
2. 生长发育的影响
3. 疾病传播的影响
4. 发病和死亡的影响
5. 疾病康复的影响
6. 求医行为、生活习惯与方式的影响

（七）健康家庭的特征

1. 家庭中有良好的交流氛围
2. 增进家庭成员的发展
3. 能积极地面对矛盾和解决问题
4. 有健康的居住环境及生活方式
5. 与社区保持联系

第二节　家庭访视

（一）家庭访视概念

家庭访视简称家访，是指社区卫生服务人员深入到服务对象家中，为维护和促进个人、家庭和社区的健康而对访视对象及其家庭成员提供卫生服务活动的方式。

（二）家庭访视目的

1. 及早发现家庭健康问题
2. 确认阻碍家庭健康的相关因素

3. 促使护理对象及其家庭成员积极参与

4. 提供针对性护理援助

5. 促进家庭功能

6. 提供健康教育

7. 与访视对象建立良好的信赖关系

★（三）家庭访视种类

1. 评估性家庭访视　如年老体弱病人的、健康问题的家庭。根据其具体情况进行追踪性护理干预。

2. 预防、保健性家庭访视　如产后访视。

3. 急诊性家庭访视　如外伤、虐待老人、家庭暴力等。

4. 连续照顾性家庭访视　如需要在家接受直接护理的病人、某些行动不便的病人、慢性病病人、临终病人及其家属。

★（四）家庭访视程序

1. 访视前准备

（1）选择访视对象：应按其急缓程度有目的、有计划、有重点地安排家庭访视的优先顺序。原则是：①健康问题影响人数多少，一般影响人数多的健康问题应优先考虑。②对健康的危害程度，对健康健康危害程度高的疾病应优先访视。③是否留下后遗症，疾病的后遗症会造成家庭和社会的负担应优先访视。④卫生资源对疾病控制的情况，如未能及时监测到疾病的早期症状而使病情发展，将会加重患者的痛苦，导致卫生资源的浪费，应优先访视。

（2）确定访视的目的和目标

1）初访家庭，主要目的应放在与家庭成员建立起良好的信赖关系。

2）连续性访视家庭，是对上次访视后修订的新计划进行护理和指导，同时不断地收集资料，为以后的访视提供充分的依据。

（3）准备访视用品

1）基本物品：体检工具（如体温计、量尺、电筒、血压计、听诊器等）、常用的消毒隔离物品及外科器械、常用的药物及一次性注射器和输液器、无菌纱布、棉球、棉签、护理记录单、健康教育材料等。

2）增设的访视物品：根据访视对象及目的不同可增加一些物品，如对新生儿访视时，社区护士要准备体重秤、有关母乳喂养和预防接种的材料等。

3）可利用的家用物品：做婴儿的行为神经测定时，可用家中的玩具，利用家里的材料制作床上洗头器、皮肤护理擦洗用的浴巾等。

（4）联络被访家庭：电话预约。

（5）安排访视路线，留下去向。

2. 访视中的工作

（1）确定关系

1）自我介绍。

2）尊重对象，提供有关信息。

（2）评估、计划和实施

1）评估：包括初步的个人评估、家庭评估、环境评估、对资源设备、知识水平、社区资源的评估等。掌握现存的健康问题或自上次访问后的变化情况。初次访视不一定要求获取所有资料。

2）计划：根据评估结果与护理对象共同制定或调整护理计划。

3）实施护理干预，进行健康教育或护理处置。

（3）简要记录访视情况

（4）结束家访：与访视对象一起复习总结，决定是否需要下次家访。一起决定在下次访视前病人和家属应做些什么。预约下次家访的时间、内容。留下联络电话等。

3. 访视后的工作

（1）消毒及物品的补充

（2）记录和总结

（3）修改护理计划

（4）协调合作

（五）家庭访视的注意事项

1. 着装　职业服装，整洁、协调、便于工作。

2. 态度　合乎礼节，大方且稳重，能表示出对访视家庭的关心和尊重。

3. 技巧　利用人际沟通技巧，获得护理对象的信任，更好地收集主观资料。注意观察和测量，进行指导和咨询。

4. 灵活　灵活机动，因地制宜。

5. 尊重　尊重家庭的交流方式、文化背景、社会经历等，保守家庭的秘密。确保决策的自主性，与访视对象共同制订计划、实施和评价。

6. 距离　保持一定界线，护士注意不要让自己的态度、价值观、信仰等影响访视对象做决策，要与易受感染的家庭成员保持一定界线，以免影响其家庭功能。

7. 时间　访视一般在 1 小时以内，应避开吃饭时间和会客时间。最好家庭成员都在的时候进行家访。

8. 收费　由社区卫生服务机构制定，护患双方要明确收费项目与免费项目，访视护士不直接参与收费，不应接受礼金、礼物等。

9. 协议　当访视家庭确定后，社区卫服务机构应与被访家庭签订家庭访视协议书。

10. 安全　访视护士留下行程计划；对于突发事件应灵活应变，保护家庭成员的安全（给予适当处理，同时报警或通知急救中心）；利用熟练的专业技术来保证护理对象的安全；避免医疗纠纷，慎重对待无把握或没有定论的信息。

第三节　家庭护理

（一）家庭护理定义

家庭护理是指需要连续照顾的病人及其家庭，在自己熟悉的居住环境中，能得到连续的、综合的、专业的健康照顾服务。家庭护理以家庭为单位，以护理程序为工作方法，护士与家庭共同参与，确保家庭健康的一系列护理活动。

（二）家庭护理的目的与原则

1. 家庭护理的目的
（1）协助家庭发现有碍健康的问题。
（2）协助家庭实行护理保健。
（3）协助家庭维护和促进健康水平。
2. 家庭护理原则
（1）与家庭成员建立良好的人际关系。

（2）提供家庭有关疾病的医疗协助。

（3）协助家庭成员有关心理及社会的适应。

（4）协助家庭成员获得或改善有利健康的环境与生活。

★（三）家庭护理程序

家庭护理程序是家庭护理的基本工作方法。当家庭出现健康问题时，社区护士先通过家庭护理评估，提出家庭护理诊断，再根据该诊断制订相应的家庭护理计划，组织实施，最后评价护理计划实施后家庭健康问题解决情况，以此决定是修改计划还是终止计划。

1. 家庭护理评估　家庭护理评估的目的是收集资料，使社区护士和家庭能共同意识到家庭的需求，从而制定家庭护理计划，使家庭成员达到最佳的健康状态。

（1）家庭护理评估内容包括个体需求评估和家庭评估

1）个体需求的评估主要包括个体的生理健康评估，精神、心理状态评估及有关特殊健康问题的评估。

2）家庭评估主要包括家庭基本资料评估、家庭的结构评估、家庭功能的评估、家庭发展阶段的评估、家庭压力与应对的评估、家庭与社会关系的评估。

（2）家庭护理评估工具常用的有家庭结构图和家庭社会支持图

1）家庭结构图是提供整个家庭的构成、健康问题、人口学信息、家庭生活事件、社会问题和信息的图示。一般由三代人组成，从上至下辈分降低，从左至右年龄降低，夫妻双方的家庭都包含在内，采用象征符号表示，综合性强，直观，简单明了，可作为家庭健康档案的基本资料。

2）社会支持图是体现以护理对象为中心的家庭内、外的相互作用，社区护士通过社会支持图可以了解和判断其家庭目前的社会关系以及可利用的资源。

2. 家庭护理诊断

（1）确定家庭需求

（2）确定护理对象及护理活动

（3）确定护理的重点

3. 家庭护理计划　社区护士制定家庭护理计划应遵循以下原则。

（1）互动性，即家庭参与。

（2）独特性，即对有相同健康问题的家庭实施的护理支持方法不尽相同。

（3）可行性，即设立切实可行的目标，要考虑时间和资源限制以及家庭结构。

（4）意愿性，即结合家庭价值观和卫生保健信念。

（5）合作性，即与其他卫生保健人员合作，避免冲突，充分有效的利用资源。

4. 家庭护理实施

（1）帮助家庭应对疾病或各种压力。

（2）教育和指导家庭接受发展中的改变。

（3）为家庭联系所需资源。

（4）帮助家庭在各环境中保持健康。

（5）提供医疗护理措施。

5. 家庭护理评价

（1）过程评价是指评价发生在护士与家庭交往的过程中，它能用于当护理问题出现时，指导有关目标、护理活动和重点需求的改变。

（2）终末评价是指在家庭与护士的关系终末阶段，用于总结与家庭交往的效果。

模拟试题测试，提升应试能力

一、名词解释

1. 家庭

2. 家庭结构图

3. 家庭权力

4. 家庭情感功能

5. 家庭资源

二、填空题

1. 传统意义上的家庭是指有法定_____、_____、_____及_____关系的人组成的社会基本单位。

2. 家庭结构包括_____和_____。

3. 家庭发展任务多用美国_____的_____理论。

4. _____是家庭维系生活需要一定的经济资源，以满足多方面的生活需要。

5. 家庭访视分为_____和连续访视。

6. 根据家庭发展理论，新婚阶段家庭的重要任务是双方适应及沟通，性生活协调及_____。

7. 家庭访视主要有 4 种类型，即评估性家访，预防、保健性家访，急诊性家访和_____。

8. 子女成人后离开家庭，夫妻二人共同生活，此时的家庭处于_____期。

9. 初次家访的目的是与家庭成员建立_____。

三、选择题

A_1 型题

1. 由父母和未婚子女组成的家庭属于 （　　　）

A. 核心家庭　　　　B. 主干家庭　　　　C. 联合家庭

D. 扩展家庭　　　　E. 其他家庭

2. 为确定家庭健康问题而收集主客观资料的过程称为家庭健康 （　　　）

A. 评估　　　　　　B. 计划　　　　　　C. 目标

D. 评价　　　　　　E. 诊断

3. 社区护士制定家庭健康护理计划应遵循的原则包括：互动性、特殊性、可行性、意愿性和 （　　　）

A. 经济　　　　　　B. 合作性　　　　　C. 时效

D. 实用性　　　　　E. 合理性

4. 绘制家系图的作用是 （　　　）

A. 表明家庭功能　　　　　　　　　B. 了解家庭沟通形态

C. 了解家庭人员构成　　　　　　　D. 体现家庭价值取向

E. 体现家庭角色功能

5. 家庭对健康的影响主要表现在哪些方面 （　　　）

A. 遗传　　　　　　B. 生长发育　　　　C. 疾病传播

D. 发病和死亡　　　E. 以上都是

6. 在家庭护理中健康问题的决策者是 （　　　）

A. 保健人员　　　　B. 家庭自己

C. 社区护士　　　　D. 医疗保健机构和家庭

E. 社区护士和保健人员

7. 教育家庭成员学习遵守社会道德规范，体现了家庭的 （　　　）

A. 抚育功能　　　　B. 教育功能　　　　C. 情感功能

D. 社会化功能　　　E. 照顾功能

8. 家庭内部结构中不包括以下哪一项（　　　）

A. 角色分配　　　　B. 义务与责任　　　C. 家庭价值系统

D. 权力　　　　　　E. 沟通

A_2 型题

9. 社区护士小王，到居民家进行家庭访视，访视工作中错误的地方是（　　　）

A. 为了围绕访视目的进行家访，事前应准备好要观察项目

B. 访视前进行了电话联络，并与被访视者预约了访视时间

C. 由于被访视者不让进入家中，站在门口交谈也能收集到需要的资料

D. 如果被访视者不愿意接受访视，可以以测量血压和脉搏为理由与被访视者建立信赖关系

E. 因事不能按时访视，提前通知被访视者

10. 社区护士要对以下几户居民进行家庭访视，排在首位的是（　　　）

A. 老年糖尿病人　　B. 新生儿　　　　　C. 晚期癌症病人

D. 独居老人　　　　E. 未参加社区预防接种者

A_3 型题

（11 ~ 13 题共用题干）

社区居民李刚 52 岁，工人，其妻子 48 岁，家有一独生女儿现年 25 岁，已结婚，未与父母亲生活在一起。

11. 这个家庭的类型属于（　　　）

A. 扩大家庭　　　　B. 联合家庭　　　　C. 主干家庭

D. 核心家庭　　　　E. 其他家庭

12. 目前这个家庭是处于家庭生活周期的哪个阶段（　　　）

A. 学龄儿童期　　　B. 青少年期　　　　C. 空巢期

D. 子女离家期　　　E. 家庭老化期

13. 此阶段的重要任务是（　　　）

A. 恢复夫妻两人生活，计划退休后的生活　　B. 经济与生活依赖性高

C. 上学问题　　　　　　　　　　　　　　　D. 青少年的教育与沟通

E. 面对老年病及死亡的打击

（14、15 题共用题干）

患者，女性，16 岁，学生，其母陪同就诊，诊断为单纯性单元，采用药物治疗，定期复查，医生要求母亲对张某的用药实行督促，然而 3 个月的治疗未见病情好转，原因是其父亲认为年纪轻轻不必天天吃药，主要靠锻炼，而母亲不敢多说，致使用药过程断续。

14. 该问题说明家庭对个人的作用体现在 （　　　）

A. 家庭结构　　　　B. 家庭功能　　　　C. 家庭发展周期

D. 家庭关系　　　　E. 家庭权力中心

15. 表现家庭对个体健康哪方面的影响 （　　　）

A. 遗传的影响　　　B. 生长发育的影响　　C. 疾病传播的影响

D. 疾病康复的影响　E. 发病和死亡的影响

四、简答题

1. 简述家庭访视的目的。

2. 简述家庭访视前的准备工作。

3. 简述制定家庭护理计划的原则。

4. 简述家庭访视的安全对策。

五、案例分析

某家庭为三口之家，夫妻均在某公司就职。丈夫在公司承担计算机软件设计工作，经常加班，工作压力较大，偶感头胀，心前区不适。妻子是某部门经理，事务性管理工作较多。他们的独生女儿 7 岁，上小学二年级，因双方工作忙碌，其女儿日常生活由务农的远房亲属照顾。请结合案例，回答以下问题：

（1）根据杜瓦尔的家庭发展理论，该家庭现处于哪一阶段？

（2）该家庭此阶段的重要任务是什么？

（3）对该家庭进行健康教育的主要内容有哪些？

（邓兰萍）

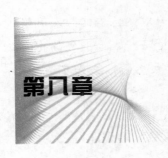

第八章

儿 童 健 康

学习内容提炼，涵盖重点考点

*根据不同发育阶段儿童期可分为新生儿期（出生～28天）、婴儿期（1～12个月）、幼儿期（1～3岁）和学龄前期（4～6岁）四个阶段。

第一节 概 述

（一）社区儿童保健的意义

社区儿童保健的意义主要体现在：维持与促进儿童正常的生长发育；促进儿童的早期教育；预防儿童的常见病与多发病，降低儿童患病率及死亡率；依法保障儿童的权益。

（二）儿童保健工作的内容

1. 定期健康检查，建立社区儿童健康档案 生后1年内检查5次（1、3、5、8、12个月）；第2年3次（15、20、24个月）；第3年2次（30、36个月）。检查的内容包括评估生长发育情况、预防接种及疾病情况、家庭环境与教育等，为社区内每位儿童建立健康档案。

2. 促进生长发育 了解儿童营养状况，对家长及育儿机构进行指导，维持儿童良好的营养状态；指导家长维持与促进亲子关系的方法和技巧，促进建立和谐的亲子关系。

3. 预防保健和健康教育　开展健康教育，加强对家长及托幼机构的健康指导；促进社区内儿童的按时预防接种。

4. 常见病多发病的防治　儿童易发生呼吸道感染、消化道感染、传染性疾病、寄生虫病等感染性疾病，以及肥胖、视力问题等非感染性健康问题，需要及时防治。

5. 意外伤害的预防　指导家长提高预防意识，加强儿童的安全教育和安全训练，评估危险因素与及时采取有针对性的预防措施。

第二节　社区儿童保健

（一）儿童的生长发育

生长是指随着儿童年龄的增长，细胞繁殖、增大、细胞间质增加，表现为可测量的躯体或器官的增长；发育则指细胞、组织、器官功能的分化和演进，表现为体力、智力、心理、情绪和行为的发展完善。

儿童时期的发育遵循由上而下、由近到远、由粗到细、由低级到高级、由简单到复杂的规律。儿童的生长发育在一定范围内受遗传、性别、孕母状况、营养、疾病、生活环境与运动锻炼等因素影响。

1. 体格发育的评估内容及方法

（1）体重：为各器官、组织及体液的总重量。出生前 3 个月增长最快，1 岁后生长速度明显减慢。儿童体重计算公式：

$$体重（kg）= 年龄（岁）\times 2+7（或8）$$

（2）身高：指头顶到足底的全身长度。1 岁以后平均身长的公式为：

$$身长（cm）= 年龄（岁）\times 5+80（cm）$$

（3）坐高：是顶骨至坐骨结节的高度。3 岁以下儿童卧位测量顶臀长即为坐高，称顶臀长，3 岁以上坐位测量。

（4）头围：是自眉弓上方、枕后结节绕头一周的长度。测量时将软尺 0 点固定于头部一侧眉弓上缘，紧贴头皮绕枕骨结节最高点及另一侧眉弓上缘回到 0 点。

（5）胸围：是沿乳头下缘绕胸一圈的长度，取呼气与吸气的平均值。测量时将软尺 0 点固定于一侧乳头下缘，紧贴皮肤，经两侧肩胛下缘回到 0 点。

（6）腹围：婴儿取卧位，将软尺 0 点固定于剑突与脐连线的中点，在同一水平线上绕腹部一圈至 0 点；其他儿童的测量为平脐绕腹一周。

（7）皮下脂肪厚度：测量部位通常为上臂、肩胛下部和腹部。

评价时，应根据本地区的标准参照值再结合体格检查、生活环境、疾病状况等进行综合分析。

2. 儿童社会-心理评估内容及方法　包括感觉、动作、语言、思维和心理、情感等方面的发育测量与评估。婴儿期以动作发育、幼儿期以语言发育、3 岁以上儿童以智力发育、情感评估作为主要指标。可包括诊断性智力测验、丹佛发育筛查测验、投射性测验、气质特征与行为问题测量等。

（二）儿童营养

1. 儿童的正常营养需要

（1）热量的需要：儿童热量的供应比例一般为：蛋白质供应总能量的 12%～15%，脂肪供应 30%～35%，碳水化合物供应 50%～60%。

（2）营养素的需要：包括水、蛋白质、脂肪、碳水化合物、维生素、矿物质。

2. 儿童营养供给

（1）婴幼儿喂养

1）母乳喂养：母乳分为初乳、过渡乳、成熟乳及晚乳。母乳是婴儿最适宜的食物。

2）混合喂养：因母乳不足而添加牛、羊乳或其他代乳品的喂养方法称混合喂养。

3）添加辅助食品：添加原则为由少到多、由细到粗、由稀到稠、由单种到多种。

（2）幼儿期儿童的饮食：1～3 岁食物宜细、软、碎，食物中的乳类应为每日 500ml 左右，饮食的次数应为 4～6 次，应供应充足的能量及大量的优质蛋白质。

（3）学龄前期儿童的饮食：应避免过于坚硬、油腻、辛辣、刺激性较大的食品。要有富含优质蛋白质的鱼、肉、蛋、乳类和大量的绿色蔬菜及新鲜水果。要注意培养儿童良好的进食习惯及营养行为。

3. 儿童营养状况的评估与护理　营养评估是对儿童所摄入的营养素与生

理需要之间是否平衡的一种估计及评价。

（1）评估的方法及内容

1）病史询问及体格检查：询问膳食安排情况、量及种类、儿童的食欲等，在进行体格检查时注意评价儿童的营养状况。

2）营养状况的调查：包括膳食调查、体格检查、实验室检查等。

3）体格生长的指标测量：根据体格生长的指标如身高、体重等的测量结果，与本地区的常模进行比较，评价儿童的营养状态。

4）实验室检查及生理功能测查：包括测定血、尿、体液中的营养素及其代谢水平，测查各种生理功能如视力、反射等，了解有无营养缺乏。

（2）促进儿童营养及预防营养障碍的护理措施

1）对儿童定期进行营养评估。

2）对父母及托幼机构进行有关儿童营养的教育。

3）及时发现营养问题并干预。

（三）儿童计划免疫

计划免疫是根据小儿的免疫特点和传染病疫情的监测情况制定一定的免疫程序，有计划、有目的地将生物制剂接种到婴幼儿体内，从而起到预防、控制相应疾病的作用。包括有计划和有针对性地实施基础免疫(全程足量的初种)及随后适时的加强免疫(复种)。

1. 人工免疫的类型

（1）主动免疫：是指向机体接种疫苗、类毒素等含抗原的生物制品，刺激机体产生的特异性免疫。

（2）被动免疫：是指机体直接接受抗体或淋巴因子所获得的特异性免疫，多用于治疗及紧急预防。

2. 儿童计划免疫的免疫程序　目前我国卫生部规定五种计划免疫疫苗为卡介苗、乙肝疫苗、脊髓灰质炎疫苗、百白破疫苗（百日咳、白喉、破伤风）和麻疹，接种程序见表8-1。此外，各地区根据疾病流行的区域等可进行非计划免疫接种，如乙型脑炎疫苗、流行性脊髓膜炎疫苗、风疹疫苗等。

表8-1　五种计划免疫疫苗预防接种实施程序表

预防疾病	结核病	乙型肝炎	脊髓灰质炎	百日咳、白喉、破伤风	麻疹
免疫原	卡介苗（减毒活结核混悬液）	重组乙型肝炎疫苗	脊髓灰质炎减毒活疫苗	百白破疫苗	麻疹减毒活疫苗
接种方法	皮内注射	肌内注射	口服	肌内注射	皮下注射
初种次数	1	3	3	3	1
每次剂量	0.1ml	0.5ml	1粒	0.5ml	0.5ml
初种月龄	出生时	出生时/1个月/6个月	2个月/4个月/6个月	3个月/4个月/5个月	8个月
加强年龄			4岁	1.5~2岁 6岁白破疫苗	1.5~2岁（复种）

3. 预防接种的禁忌证

（1）一般禁忌证：①患有自身免疫性疾病或免疫缺陷者。②发热、患活动性肺结核、肝病、急性传染病、较重的心脏与肝肾疾病、有哮喘、过敏史者或有严重化脓性皮肤病等。③有急性传染病接触史而未过检疫期者暂不接种。

（2）特殊禁忌证：①结核菌素试验阳性、中耳炎者禁忌接种卡介苗。②接受免疫抑制剂治疗期、腹泻、妊娠期禁忌服用脊髓灰质炎疫苗糖丸。③本人及家庭成员患癫痫、神经系统疾病和抽搐史者禁用百日咳疫苗。④有明确过敏史者不能接种麻疹减毒疫苗。⑤对酵母过敏或疫苗中任何成分过敏者不宜接种乙型肝炎疫苗。

4. 社区预防接种的实施

（1）宣传组织，建立儿童预防接种证、卡。

（2）做好接种前准备：①接种环境的准备；②接种者的准备；③接种用物的准备：疫苗应保存在2~8℃温度中。④受种者的准备。

（3）现场接种：①再次认真核实，严格执行操作程序。②接种活疫苗时，因碘酊会杀死活疫苗，只能用75%乙醇消毒注射部位的皮肤。

（4）接种后的工作：①接种后记录；②观察与预约：接种后留在接种现场观察30分钟；预约下次接种疫苗的种类、时间和地点；③整理用物与疫苗；④告知接种后注意事项。

5. 预防接种的反应及处理

（1）一般反应

1）局部反应：接种后数小时至 24 小时，注射局部出现红、肿、热、痛，可持续 2～3 天。轻度一般不需任何处理；较重的可用毛巾热敷，每日数次，每次 10～15 分钟。注意卡介苗的局部反应不能热敷。

2）全身反应：一般于接种后 24 小时内，有时伴头痛、头晕、恶心、呕吐、腹泻等。一般情况下，多饮水、注意保暖、适当休息后无需特殊处理。

（2）异常反应

1）过敏性休克：在注射后数秒钟或数分钟内出现，可表现为烦躁不安、面色苍白、血压下降及呼吸困难等症状。立即按过敏性休克的抢救常规处理，让患儿平卧，头部放低，皮下注射 0.1% 的肾上腺素 0.5～1ml，吸氧、保暖，并采用其他抗过敏性休克的抢救措施。

2）晕针：在接种注射时或注射后数分钟发生头晕、心慌、手足冰凉、心跳加快等。应立即使患儿平卧，头稍低，下肢抬高，解开衣扣，喂少量热开水或糖水，短时间内一般可恢复。

3）过敏性皮疹：一般见于接种后数小时至数天内，服用抗组胺类药物后即可痊愈。

（四）各年龄阶段儿童预防保健重点

1. 新生儿期保健

（1）保暖与衣着：足月儿适宜室温为 22～24℃，相对湿度为 55%～65%。

（2）营养与喂养

1）鼓励母乳喂养：WHO 提倡婴儿至少要保持 4～6 个月纯母乳喂养。注意事项如下：①分娩后 30 分钟内早吸吮、多吸吮；促进夜间哺乳。②从最初的按需哺乳逐渐养成每 3～4 小时哺乳一次的习惯。

2）混合喂养与人工喂养：每次应先喂母乳，待乳汁吸尽后，再补充其他乳品，每日母乳喂养不可少于 3～4 次。注意事项：①根据月龄选择奶嘴及奶瓶，注意奶具消毒。②奶粉现配现用，浓度严格依照说明配制。③避免烫伤婴儿。

（3）排便护理

1）粪便观察：正常母乳喂养儿大便为黄色、粥样、微带酸味，每日 3～

5 次左右。

2）排便后的护理：每次大便后用温水清洗臀部，必要时可使用氧化锌或 5% 鞣酸油膏涂抹局部皮肤。

（4）沐浴护理每日沐浴，保持皮肤清洁与舒适。沐浴后可进行婴儿抚触，一般 15 分钟左右即可。

1）婴儿沐浴的目的：清洁皮肤，预防感染并增进婴儿舒适感；对婴儿一般情况进行观察与评估。

2）沐浴前的准备：准备好沐浴用物，室温调节在 26～28℃ 之间，环境宽敞、光线适宜、避风。沐浴前应洗净双手，调节水温至 38～40℃ 左右。沐浴时间宜选择喂奶 1 小时之后。

3）沐浴顺序：先洗面部、头、颈、上肢、躯干、下肢，最后洗腹股沟、臀部及外生殖器。

4）沐浴时的注意事项：①清洁眼部时应由内眼角擦向外眼角。②清洗头部时要防止耳朵进水，注意保护前囟，避免加压。③注意清洁皮肤的皱褶处。④每次沐浴后应对脐部进行消毒处理。

（5）早期教育：反复的视觉和听觉训练可建立各种条件反射，培养新生儿对周围环境的定向力及反应能力。可通过喂养、抚摸、微笑、说话等非语言或语言交流增进亲子感情，促进精神情感发育。

（6）新生儿访视：应在新生儿出院回家后 24 小时内，一般不超过 72 小时进行家庭访视。

1）初访（生后 3 天内）：①询问新生儿出生前后的情况。②评估新生儿居住环境。③测量体重、身长、体温，检查皮肤、脐部等。④指导新生儿常规护理，宣教母乳喂养。⑤发现异常问题及时给予指导和处理。

2）周访（生后 5～7 天）：①观察新生儿一般情况，询问新生儿喂养、哭声、大小便情况。②检查脐带是否脱落及有无红肿、渗血；检查有无红臀及破损等。③对发现的问题给予护理指导。

3）半月访（生后 10～14 天）：①测量身长体重，检查生理性黄疸是否消退。②指导家长给新生儿补充维生素 D。③询问喂养情况、大小便情况、及一般护理情况，并提供相应的指导。

4）满月访（生后 27～28 天）：询问喂养、护理情况；测量身长、体重及进行全面体格检查，如发现异常应找出原因并给予指导。

2. 婴幼儿期保健指导

（1）营养与喂养

1）婴儿期膳食：婴儿6个月以内提倡纯母乳喂养，4个月左右，开始按原则逐渐添加辅食补充营养，并注意补充维生素D预防佝偻病的发生。

2）断奶：WHO提倡母乳喂养至2岁。断奶季节一般选择秋、冬季较为适宜。断奶开始时，应注意逐步增加配方奶、粥等替代食品。

3）幼儿期膳食：以蛋白含量高、营养丰富的牛奶为主要食品。每日除3次正餐外，可在上、下午各增加1次点心，鼓励幼儿自己进食。

（2）生活护理与早期教育：婴幼儿期早期教育以感知、语言、动作训练为主，同时注意动作的发展及与周围人相互关系的培养等。

1）加强生活护理，培养良好的生活习惯。①睡眠习惯：定时睡眠、独立睡眠、保持良好的睡眠姿势。②饮食习惯：如逐步培养良好的营养意识和行为。③卫生习惯：保持个人的清洁卫生，降低疾病的发生率。④大小便习惯：小便训练可以从6个月开始，大便在每日减少到1~2次时可以训练定时排便。⑤户外运动。

2）视、听、语言能力的训练：锻炼婴儿的视、听、触觉，启发婴儿用语言表达需要，促进感知觉发展，培养其观察力。

3）及时训练动作：按生长发育的特征并结合婴儿的实际能力训练，促进眼、手协调动作发展。

4）与周围人相互关系的培养：鼓励婴幼儿主动与他人接触，同时应耐心限制其危险行为。

3. 学龄前期保健

（1）营养与饮食：膳食结构已接近成人，与成人共进主餐，另加1餐点心即可。每天饮牛奶200ml左右，避免进食过于油腻、辛辣、刺激性的食品。

（2）教育

1）安全教育：遵守交通规则、不玩电器或电源、不去河边玩耍等。儿童家长和托幼机构应定期、及时地检修活动场所、玩具等，预防意外事故发生。

2）综合教育：加强语言交流并结合行为示范，培养自尊、自强、自立的品格。同时，避免过多约束，让孩子保持探索精神，促进发展想象和思维能力。

（3）其他：保证充足的睡眠和休息；定期进行生长发育的监测，及时发现并矫正问题；适当户外活功，增强体质。

第三节　常见儿童健康问题及护理干预

（一）儿童感染性疾病

1. **呼吸道感染**　以急性上呼吸道感染、支气管炎、肺炎发病率最高。宜采取多方面综合的方法，包括注意休息、保证充足的营养和水分等一般性健康指导；积极避免发病原因及诱因，增强锻炼；及患病后治疗、用药、护理，防止并发症的针对性指导。

2. **消化道感染**　主要表现为腹泻、呕吐，容易引起脱水、电解质紊乱及全身中毒症状。应指导家长注意婴幼儿的饮食卫生，注意补水，密切观察病情变化。

3. **传染性疾病**　常见的儿童传染病包括麻疹、水痘、流行性腮腺炎、流行性乙型脑炎等。社区护士应做好健康教育，并加强预防接种工作。对传染性疾病应做到及时发现、及时隔离、及时治疗。

4. **寄生虫病**　儿童常见的寄生虫病包括蛔虫病、蛲虫病及丝虫病。社区护士应教育指导儿童形成良好的卫生习惯。

（二）儿童非感染性疾病及健康问题

1. **肥胖问题**　培养儿童形成良好的饮食习惯，避免摄入过多油炸类和淀粉类食物；鼓励适当的运动锻炼；定期为儿童进行体格检查，评价营养状况；如有肥胖倾向，应针对性地指导采取干预措施。

2. **营养不良问题**　社区护士应加强优生优育的宣传工作，避免先天不足；指导家长合理喂养婴幼儿，避免摄入不足；预防各种疾病发生，以免过度消耗；培养良好的进食习惯，预防营养不良发生。

3. **口腔卫生不良问题**　加强口腔卫生的宣传教育；指导家长限制含糖的食物，适当进食含纤维素及钙质丰富的食物；培养儿童养成良好的口腔卫生习惯，3岁前学会餐后漱口，3岁后掌握正确的刷牙方法，早晚刷牙；提倡定期作牙齿检查（每年1~2次）。

4. 视力问题

（1）近视：评估室内光线情况及儿童座椅的高度是否适宜，是否姿势不良等。指导合理摄入营养素，避免用眼时间过长；定期进行视力检查，及时治疗。

（2）弱视：6 岁前是治疗的最好时机，应建议儿童应每半年进行 1 次视力检查，以便及时发现视力问题予以矫正。

（三）儿童意外事故的预防

1. 儿童意外伤害的原因　儿童对危险的认知能力较差，缺乏自我保护能力；家长、教师和其他监护人疏忽大意、照顾不周；复杂的社会环境及突发的自然灾害。

2. 儿童意外伤害的分类　国际疾病分类标准（ICD-10）已将意外伤害列为一类单独的疾病，包括交通意外、溺水、意外中毒、意外跌落、烧（烫）伤、意外窒息、动物咬伤、砸伤（死）与其他意外。意外伤害按性质可分为物理性、化学性、生物性。

3. 常见儿童意外伤害的预防

★（1）气管异物

1）院前急救：家长应避免惊慌，诱导其用力咳嗽争取将异物咳出，切忌盲目徒手取异物。现场急救时可采取重复拍背法、冲击法及人工呼吸，如果阻塞物排出后呼吸未恢复，应进行口对口人工呼吸。

2）预防：鼓励细嚼慢咽，注意避免进食较小、硬而光滑的食物，以免误咽。教导儿童在说话前先咀嚼食物并咽下；进食时不要逗孩子说笑、哭闹。

（2）灼（烫）伤

1）院前急救：①热液烫伤：应立即脱去被热液浸湿的衣物，可用冷清水长时间冲洗，如衣物与皮肤粘在一起，禁止撕拉。注意不要摩擦、挤压或刺破水泡。②强酸或强碱灼伤：应马上用大量冷清水冲洗至少 20 分钟，保护创面，急送医院救治。

2）预防：做好危险物品管理，让家中或托幼机构内的儿童远离能够引起灼（烫）伤的危险物品，如打火机、开水瓶等。

（3）动物咬伤

1）毒虫咬伤：仔细检查被毒虫咬伤部位，剧痛者可以冰块冷敷或激素软膏外涂。抬高患肢，以减少肿胀和疼痛，对有过敏反应者可口服抗组胺药。

2）犬、猫咬伤：被犬、猫等咬伤、抓伤、舔舐伤口或黏膜后，应立即用大量清水、肥皂水反复冲洗伤口至少 15 分钟，及时、全程、足量地注射狂犬疫苗，伤口较深，污染严重者酌情进行抗破伤风处理及预防感染。

（4）其他：注意对儿童进行交通安全知识的教育，预防交通事故的发生。

模拟试题测试，提升应试能力

一、名词解释

1. 生长

2. 发育

3. 计划免疫

二、填空题

1. 根据不同发育阶段儿童期可分为_____、_____、_____和_____四个阶段。

2. 社区儿童健康检查于生后 1 年内检查 5 次_____，第 2 年 3 次_____，第 3 年 2 次_____。

3. 儿童时期的发育遵循_____、_____、_____、_____、_____的规律。

4. 人工免疫的类型包括_____和_____。

5. 新生儿沐浴室温调节在_____之间，调节水温至_____左右。沐浴时间宜选择_____。

三、选择题

A_1 型题

1. 出生后生育发育的第一个高峰期是（   ）

A. 新生儿期   B. 婴儿期   C. 幼儿期

D. 学龄前期   E. 学龄期

2. WHO 提倡的儿童纯母乳喂养时期至少为（   ）

A. 2～3 个月   B. 3～4 个月   C. 4～6 个月

D. 6～8 个月   E. 12 个月

3. 对 2~3 岁幼儿进行定期体格检查时间为 （   ）

A. 每月 1 次 　　　　　　　B. 每 2 个月 1 次 　　　　　C. 每季度 1 次

D. 每半年 1 次 　　　　　　E. 每年 1 次

4. 关于母乳喂养不正确的指导是 （   ）

A. 多吸、频吸减少母乳分泌

B. WHO 提供母乳喂养到 2 岁

C. 初生婴儿每隔 2~3 小时喂 1 次

D. 4 个朋后可每隔 4 小时喂 1 次

E. 每次哺乳尽量让婴儿吸空 1 侧

5. 正常婴儿添加辅食的年龄是 （   ）

A. 1~2 个月 　　　　　　　B. 3 个月 　　　　　　　　　C. 4~6 个月

D. 7~8 个月 　　　　　　　E. 9~10 个月

6. 卡介苗的接种方法是 （   ）

A. 皮内注射 　　　　　　　B. 皮下注射 　　　　　　　　C. 肌内注射

D. 静脉注射 　　　　　　　E. 口服

7. 儿童常见的感染性疾病不包括（   ）

A. 呼吸道感染 　　　　　　B. 消化道感染 　　　　　　　C. 病毒性肝炎

D. 营养不良 　　　　　　　E. 寄生虫病

8. 麻疹的接种时间为 （   ）

A. 出生时 　　　　　　　　B. 出生时、1 个月、6 个月

C. 2 个月、3 个月、4 个月　D. 3 个月、4 个月、5 个月

E. 8 个月

A_2 型题

9. 患儿，女，17 天。母乳喂养，体重 4.2Kg，家长咨询室内适宜的温度，护士告知正确的是 （   ）

A. 16~18℃ 　　　　　　　B. 20~22℃ 　　　　　　　　C. 22~24℃

D. 24~26℃ 　　　　　　　E. 28℃

10. 患儿，男，7 岁，在家时不小心被开水烫伤，下列处理不正确的是（   ）

A. 立即用冷水冲洗患处 　　B. 衣物与皮肤粘在一起时，禁止撕拉

C. 有水泡应刺破 　　　　　D. 注意保持创面清洁

E. 水泡不能摩擦和挤压

11. 患儿，女，早产，20 天。经观察身体状况良好，社区护士给予家长的健康指导正确的是（　　）

A. 按时喂养　　　　　　B. 训练及时排便　　　　　C. 开始添加辅食
D. 预防外伤　　　　　　E. 预防感染

A_3 型题

（12～14 题共用题干）

患儿，男，早产儿，3 个月，出生后因身体原因未能及时接种卡介苗，家长带其接种卡介苗。

12. 正确的护理措施是（　　）

A. 立即接种　　　　　　　B. 6 个月后再接种
C. 与百日咳同时接种　　　D. 结核菌素试验阴性再接种
E. 给予免疫球蛋白后再接种

13. 接种后，应在留观室观察（　　）

A. 15 分钟　　　　　　　B. 20 分钟　　　　　　　C. 25 分钟
D. 30 分钟　　　　　　　E. 1 小时

14. 如发生过敏性休克，首要的措施是（　　）

A. 平卧，皮下注射肾上腺素 0.5～1ml
B. 注意保暖
C. 给予氧气吸入
D. 给予输液
E. 给予抗过繁药物

四、简答题

1. 预防接种的一般禁忌证有哪些？
2. 新生儿沐浴的注意事项有哪些？
3. 新生儿家庭访视的时间与重点内容是什么？
4. 怎样进行气管异物的院前急救与预防？

（阳晓丽）

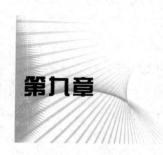

第九章

青少年卫生保健

学习内容提炼，涵盖重点考点

第一节　概　　述

（一）青少年卫生保健的概念

青少年卫生保健是针对青少年的生理发育特点和心理学发育特点开展的整体、全面、连续的健康管理，从预防的观点出发，研究各年龄段的生理学特点及心理特点。目前国内和国际上都没有对青少年进行年龄上的明确界定，社区青少年主要是指 6~20 岁年龄组人群，包括学龄期和青春期。

（二）社区护士在青少年预防保健中的作用

（1）对青少年进行健康评估，促进生长发育。
（2）开展预防保健，降低青少年疾病发生率。
（3）对疾病进行康复指导，促进青少年身心健康。
（4）建立健康档案，提高青少年健康水平。

（三）青少年预防保健的意义

社区预防保健工作非常重要，它有利于保护和促进青少年身心健康成长，减少常见病和多发病的患病率和死亡率，提高青少年健康水平。在这一阶段，青少年正在校学习，社区护理工作应配合学校共同做好青少年的预防保健工作，有利于促进青少年的身心健康，做一个德、智、体全面发展的有用之材，从而提高中华民族的整体素质水平。

第二节　青少年生长发育的生理特点

（一）学龄期生长发育特点（指6岁至13岁）

1. 身高与体重　身高体重每年都在增长，基本上是量的变化，10岁前女生一般比男生矮一些，体重也轻些，10岁后女生开始发育，身高体重逐渐超过男生。

2. 骨骼、肌肉与关节　学龄期儿童软骨较多，弹性大而硬度小，不易骨折易变形。肌肉水分多，纤维细，收缩力差，容易疲劳。关节伸展性好，但牢固性差，易发生脱臼。

3. 神经系统发育　7~8岁儿童的脑重量由6岁时的1.2千克增加到1.4千克，逐渐接近成人的脑重。大脑额叶迅速生长，使儿童运动的准确性及协调性得到发展，分析和抑制能力增强，行为变得更有意识。但对语言文字的反应尚未完善，因而模仿能力强，抽象概念思维力差。9岁后脑重量增加不多，主要进行内部结构与功能复杂化过程，这一时期大脑的联想、推理、抽象概括思维逐渐形成。

4. 消化系统

（1）牙齿：6~7岁乳牙开始脱落，恒牙开始萌出，12~14岁乳牙全部脱落，此时恒牙只有28颗，最后4颗要18~25岁长出。这个时期应注意口腔卫生，坚持早晚刷牙，必要时补充钙质，防止龋齿发生。

（2）胃容量：儿童胃容量较小，消化液分泌机能差，宜进软食，不宜挑食偏食，少吃零食，防止营养不良或肥胖发生。

（3）肝脏：儿童易感染肝炎，但由于肝细胞再生能力较强，因此患肝炎后经治疗易恢复。

5. 呼吸系统发育　儿童青少年的呼吸道较成人短而窄，而鼻黏膜柔软，血管丰富，故易发生呼吸道感染。

6. 循环系统发育　儿童青少年肺容量相对较小，心脏发育还不完善，血压低，新陈代谢旺盛，对氧气和血液和需要量大，因此呼吸频率和心脏搏动较成人快。

7. 泌尿系统发育　由于中枢神经系统不够成熟，5~10 岁儿童易发生夜尿现象，女孩因尿道短，易发生尿路感染。

（二）青春期生长发育特点

青春期是人的一生中生长发育的最后阶段，此阶段生长发育迅速，生理、心理及精神行为变化较大，生殖器官和性机能逐渐发育成熟，男女发育有很大差别。

1. 身高体重　由于女孩发育比男孩早两年，在 10 岁左右，男女生长发育曲线出现第一次交叉，女孩比男孩长得高而重。到 14 岁左右，同龄男孩又超过了女孩，生长曲线出现第二次交叉。体重也随着生长发育而增加，每年可增加 6~7kg，个别可达 8~10 kg。随着生殖系统的发育和第二性征的出现，男女身体形态特征越来越明显，男性变得身材魁梧，肌肉发达，女性则体态丰满，婀娜多姿。

2. 性器官和第二性征发育

（1）青春期男性发育：包括生殖器官形态发育、功能发育和第二性征发育。生殖器官睾丸发育最早（10 岁左右），到 18 岁时发育基本成熟。功能发育主要表现是遗精，首次遗精的正常年龄范围是 12~19 岁，平均 15 岁左右，大多在睡梦中不知不觉发生，男性遗精标志着生殖腺发育成熟。第二性征的主要表现为阴毛、腋毛、胡须的生长及喉结的突起和变声，男孩青春期各发育指征出现的年龄差异较大，但顺序大致相似：睾丸首先发育，其次是阴茎，然后是阴毛、腋毛与胡须依次出现，身高突增高峰后一年，肌力开始突增。

（2）青春期女性发育：女孩的性器官如卵巢、子宫、阴道等在青春期前基本处于静止状态，10 岁左右开始发育加快，20 岁左右发育最快。功能发育标志主要为月经来潮，称为初潮。初潮年龄存在个体差异，大多在 13 岁左右。第二性征发育主要表现在乳房、阴毛和腋毛的增长。乳房发育最早，一般在月经初潮前 10~12 岁之间，开始乳晕增大，以后乳房逐渐增大，乳头突出，接着阴毛出现，腋毛大约晚半年出现。同时皮下脂肪增多，骨盆变大，臀部变圆，出现女性特有的身材和体型。

第三节　青少年心理发育特点

（一）性意识疑惑

生殖器官形态发育及第二性征的形成改变着青少年的心理活动，他们开始对性知识发生兴趣，开始对异性好奇，这时家长、教师及社区护士应对他们进行性知识教育并进行正确引导，避免接触不健康性知识和性行为。

（二）独立意识发展

随着年龄增长，青少年与社会接触越来越广泛，同时也具有一定的知识技能和独立工作能力，他们开始渴望独立，对父母和教师的干涉产生反抗情绪，并表现在言行上。同时在经济上必须依靠父母，这种独立与依附的矛盾常使青少年情绪不愉快，此时成年人应了解他们的想法，有事同他们商量，把他们看做具有一定独立自主性的成员，创造愉快的生活学习环境，培养其独立能力。

（三）伙伴关系密切

青少年期在交往中非常重视伙伴关系，他们信任伙伴胜过信任教师和家长，易讲哥们义气。因此，教师和家长应理解这一心理特点，相互配合，采取有效措施，为他们营造适宜的环境条件，帮助他们结交正派朋友伙伴，使其健康发展。

（四）自我意识形成

青少年的自我意识还不稳定，有时过分夸大自己的能力，遇到挫折和失败后又易丧失信心，过分低估自己。应让他们和社会保持良好的接触，并加强判断能力的培养，正确评价自己和别人，学会自我控制，形成正确自我意识。

（五）认识社会能力不够强

青少年对社会的认识能力不够成熟，思考问题易受接触事物的影响，分析问题浮浅片面，加之情绪不稳定，缺乏分辨是非的能力，易得出错误判断，导致行为偏离。因此，要让他们多接触社会，了解社会，帮助他们全面分析考虑问题，从而提高他们认识社会的能力。

第四节　青少年学校卫生保健

（一）学校卫生保健工作内容

学校是青少年最主要的学习和生活场所，学校卫生工作直接影响青少年的健康水平，根据《学校卫生工作条例》规定，学校卫生工作任务是：监测学生健康状况；对学生进行健康教育；培养学生良好的卫生习惯；改善学校卫生环境和教学卫生条件；加强对传染病、学生常见病的预防和治疗。各学校可根据实际情况设立校医院或社区卫生服务站，配备专职卫生技术人员或配备专职或兼职保健教师，开展学校卫生工作。

学校卫生保健的工作内容如下。

1. 环境卫生　学校环境对学生的学习效果有直接的影响。学校环境一般包括物理环境、社会心理环境和文化环境。学校教学建筑、环境噪声、采光、照明等环境质量以及黑板、课桌椅的设置应当符合国家有关标准；建立健全的环境卫生制度，为学生提供一个安全、舒适、愉快的学习环境。根据学生的年龄特征，学校应当合理安排学生的学习时间。学生每日学习时间（包括自习），小学不超过 6 小时，中学不超过 8 小时，大学不超过 10 小时。

2. 健康教育　学校健康教育是学校卫生工作的基础，学校各项卫生工作都应从教育入手。教育内容应符合学生的年龄特征，内容包括：个人卫生、饮食卫生、体育锻炼、青春期生理卫生和心理卫生、常见病的防治等各方面的健康知识。为了调动学生学习健康知识的积极性，使学生能够转变个人行为，学校健康教育应注重健康教育形式的多样化，如讲座、板报、演讲、相声、小品、宣传册等来激发学生的学习兴趣，树立健康行为的态度，培养正确的健康行为。

3. 体育锻炼　可以促进血液循环，加速新陈代谢，改善心肺功能，从而增强体质，减轻压力，促进健康。学校体育课可以提供给学生活动的机会，运动项目和运动强度应当适合学生的生理承受能力和体质健康状况，注意女学生的生理特点，给予必要的照顾。

4. 饮食卫生　学校应当认真贯彻执行食品卫生法律、法规，加强饮食卫生管理，办好学生膳食，加强营养指导。强化学生平衡膳食的观念，还可以在学生中开展营养教育，培养学生良好的饮食习惯。

5. 体质监测　建立学生健康管理制度。根据条件定期对学生进行体格检查，建立学生体质健康卡片，纳入学生档案。对体格检查中发现学生有器质性疾病的，应当配合学生家长做好转诊治疗。对残疾、体弱学生，应当加强医学照顾和心理卫生工作。

6. 疾病预防　认真做好常见病的防治工作，如近视眼、弱视、沙眼、龋齿、寄生虫、营养不良、贫血、脊柱弯曲、神经衰弱等学生常见疾病的群体预防和矫治工作。按时预防接种，防治常见传染病。

7. 心理咨询　青少年正处于身心发展的重要时期，在学习、生活、人际交往和自我意识等方面可能会遇到很多问题，如不及时得到解决，可能导致他们出现严重的心理问题，如自卑、焦虑、忧郁等。学校可通过专业人员提供辅导与咨询，解决学生的心理问题，促进学生身心健康。

(二) 常见的健康问题及保健

1. 近视　是危害青少年健康的主要危险因素之一。造成近视的原因很多，主要是由于青少年学生学业负担过重，再加上电视、电脑、电子游戏机、手机等的普及和不正确的用眼，导致青少年近视眼的发病率有明显增高的趋势。而近视眼目前没有特效治疗方法，重点在于预防。社区护士应指导家长和青少年掌握近视眼预防方法。

预防保健措施：

(1) 坚持做眼保健操，以缓解视力疲劳，减少近视的发生。

(2) 养成良好的阅读、写字习惯，眼与书本距离30cm，室内光线充足。

(3) 减轻学习负担，避免长时间用眼，连续看书写字1小时左右要休息或远望片刻。

(4) 创建适宜的环境，保持充足的睡眠。

(5) 注意营养，多吃富含维生素 A 和维生素 C 的蔬菜水果。

(6) 加强体育锻炼，多做室外活动，提高身体素质。

(7) 定期做视力检查，以便及时发现视力问题并积极矫正。

2. 龋齿　是危害儿童青少年健康的常见病多发病之一。针对龋齿的发病原因和发病过程，加强儿童青少年龋齿的预防工作是十分必要的。

预防保健措施：

(1) 对儿童青少年进行口腔保健知识宣教。

(2) 培养儿童青少年良好的口腔卫生习惯，坚持早晚刷牙、餐后漱口。

(3) 指导儿童青少年采用正确的刷牙用物及方法，上牙从上往下刷，下牙从下往上刷，咬合面来回刷。

(4) 合理安排儿童青少年每日膳食，控制含糖食物的摄入量，补充维生素 C、D 和无机盐。

（5）定期口腔检查，每半年或一年检查一次，必要时可采用局部用氟和窝沟封闭法防龋齿。

3. 青少年早恋　对于大多数青少年来讲，恋爱是一个模糊的概念。随着青少年身心的发育，社会生活中性信息的传播，以及某些家长和老师禁止异性学生的正常交往，都容易使青少年产生早恋。早恋对于正处在长知识、树立人生观及道德观关键时期的学生来讲，处理不当会给学习、生活造成巨大的危害。

预防保健措施：

（1）教育青少年认识早恋的危害，用理智来战胜这不成熟的感情。

（2）学习心理卫生知识，不看不适宜的报刊杂志、影视节目，把精力投入到学习中去，多看一些伟人的传记，培养坚强的意志和树立远大的奋斗目标。

（3）正确处理早恋和男女生正常交往关系。

（4）多参加集体活动，分散独自喜欢一个异性的注意力，不要单独与异性交往。

（5）设法摆脱早恋。当有人向你表示爱意或求爱时，当你对异性萌生爱意时，可采用如下方法。①转移法：把精力转移到学习上去，用探求知识的乐趣来取代不成熟的感情。②冷处理法：逐步疏远彼此的关系，以冷却灼热的恋情。③搁置法：即中止恋情，使双方的心扉不向对方开启，而保持纯洁的珍贵的友谊。

4. 青少年网迷　互联网的出现，给人类带来了巨大的利益，但青少年网络成瘾也成为一个不容忽视的社会心理问题。如果青少年不能正确使用网络，而是沉迷于网络游戏、色情和聊天中，将对青少年的人生观、价值观和世界观的形成构成极大的威胁，也对青少年的身心带来非常严重的危害。

预防措施：

（1）学校应定期进行正确使用网络的宣传教育及上网的道德规范教育。

（2）家长要有防范意识，与孩子建立良好的关系，注重培养他们的人际沟通能力，充实他们的精神和娱乐生活。

（3）对于学习成绩不好的学生，老师和家长应给予更多的辅导和关心，帮助他们提高学习成绩，增强自信心。

（4）不要过度压抑青少年上网的欲望，应注意尊重青少年的个性，给他们以正确的引导。

5. 肥胖　指人体内脂肪堆积过多或分布异常，体重增加，当体重超过标准体重 20% 以上时称为肥胖。我国学生中的肥胖症多为单纯性肥胖。由于膳食结构不合理，学习负担过重，缺乏体育锻炼时间、睡眠时间不足、家长对肥胖的危害认识不够等多方因素的影响，儿童青少年肥胖发生率不断增高，成年后患心脑血管病的危险大大增加。

预防措施：

（1）加强有关肥胖知识的宣传，让青少年充分认识到肥胖对身体的危害。

（2）采取合理的饮食方式，做到定时定量，低脂饮食，少吃零食甜食，多吃蔬菜水果。

（3）建立良好的进食习惯，进食时集中注意力，细嚼慢咽。

（4）坚持体育锻炼，保证每天 1 小时以上，注意劳逸结合。

（5）安排好作息时间，养成良好的睡眠习惯，保持心情舒畅。

模拟试题测试，提升应试能力

一、名词解释

1. 青少年卫生保健

2. 肥胖

二、填空题

1. 个体生长发育的第二个高峰期是_____，最主要的表现为_____。

2. 青春期发育：包括_____、_____和_____。

3. 青少年_____乳牙开始脱落，恒牙开始萌出，_____左右乳牙全部脱落，此时恒牙只有 28 颗，最后 4 颗要_____左右长出。

4. 学生每日学习时间，小学不超过_____，中学不超过_____，大学不超过_____。

三、选择题

A₁ 型题

1. 社区青少年主要是指哪个年龄组人群（　　　）

A. 0~6 岁 　　　B. 6~12 岁 　　　C. 12~18 岁

D. 6~20 岁 　　　E. 未成年人

2. 个体生长发育的第二个高峰期（　　　）

A. 新生儿期 　　　B. 婴儿期 　　　C. 幼儿期

D. 学龄期 　　　E. 青春期

3. 以下哪个不是学校卫生工作任务（　　　）

A. 监测学生健康状况，进行健康教育

B. 培养学生良好的卫生习惯

C. 改善学校卫生环境和教学卫生条件

D. 加强学生常见病的预防和治疗

E. 限制男女学生接触

4. 青少年乳牙全部脱落是在哪个时期（　　　）

A. 6~7 岁左右 　　　B. 8~10 岁左右 　　　C. 12~14 岁左右

D. 14~18 岁左右 　　　E. 18~25 岁左右

5. 女性功能发育主要标志是（　　　）

A. 乳房发育 　　　B. 腋毛出现 　　　C. 月经来潮

D. 身高突然增高 　　　E. 骨盆变大，臀部变圆

6. 根据我国学校卫生工作要求，中学生学习时间不应超过（　　　）

A. 4 小时 　　　B. 6 小时 　　　C. 8 小时

D. 10 小时 　　　E. 12 小时

7. 学校卫生工作的基础是（　　　）

A. 环境卫生 　　　B. 健康教育 　　　C. 体育锻炼

D. 饮食卫生 　　　E. 心理咨询

A_2 型题

8. 学生小王，13 岁，初中一年级学生，近段时间以来家长发现其经常晚回家，问其原因答在同学家做作业，后发现其实是与同学在网吧玩游戏，针对这种现象，以下措施哪项是不对的（　　　）

A. 学校定期进行正确使用网络的宣传教育

B. 家长应与孩子建立良好的关系，充实他们的精神和娱乐生活

C. 压制青少年上网的欲望，告诫其应以学业为重

D. 应注意尊重青少年的个性，给他们以正确的引导

E. 学校定期进行上网的道德规范教育

A₃ 型题

（9、10 题共用题干）

2000 年，我国进行第四次全国学生近视眼调查。据调查结果显示，我国学生近视率为：小学生 20.23%，初中生 48.18%，高中生 71.29%，近视眼发病率居高不下，给学生的学习和生活带来诸多不便。

9. 以下哪项不是造成近视的原因（　　　　）

A. 青少年学生学业负担过重，看书学习姿势不规范

B. 电视、电脑、电子游戏机、手机等的普及和长时间用眼

C. 坚持做眼保健操，定期做视力检查

D. 室内光线不足

E. 躺在床上看书

10. 为了预防近视，要鼓励青少年养成良好的阅读、写字习惯，眼与书本距离多少为宜（　　　　）

A. 10cm　　　　　　　B. 20cm　　　　　　　C. 30cm

D. 40cm　　　　　　　E. 50cm

四、案例分析题

青少年的龋齿问题非常严重，2010 年，某市对该市两所中学 2890 名学生龋齿发病情况进行调查。结果龋齿 733 人，总患龋率 25.50%，各年级女生患龋率高于男生。下位六龋齿患龋率达 10.5%～13.3%。学生患龋率随年龄递增，女生高于男生。

请你说说龋齿的预防保健措施。

（吴妮娟）

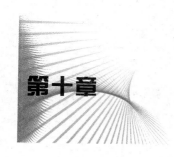

第十章

妇女健康

学习内容提炼，涵盖重点考点

第一节 概 述

（一）妇女保健的基本概念

妇女保健是指针对女性不同时期的生理、心理特征，以社区群体为对象，通过采取以预防为主、以保健为中心、防治结合的综合措施，维护和促进妇女的身心健康，降低孕产妇死亡率，控制疾病的传播和遗传病的发生，从而提高妇女的健康水平。

（二）妇女保健工作的主要内容

（1）调查研究妇女整个生命周期中各阶段的身心特点及保健要求，做好妇女各特殊时期保健：即青春期、围婚期、妊娠期、围产期、围绝经期保健。

（2）分析和干预对妇女健康产生影响的生活环境、社会环境等因素；促进安全妊娠和分娩。

（3）积极防治危害妇女健康的常见疾病与恶性肿瘤。

（4）开展计划生育技术指导。

（5）加强妇女劳动保护，健全有利于提高妇女健康水平的各种保障制度和管理方法。

第二节　青春期健康

青春期是指以生殖器官发育成熟、第二性征发育为标志的特殊时期，是体格发育的第二高峰期。

（一）女性青春期生理、心理变化

1. 生理变化　青春期女性体格发育迅速，在卵巢分泌的激素的调节下出现生殖器官发育、月经来潮和第二性征发育。

2. 社会与心理变化　一是性发育加速，对性的好奇感和神秘感与日俱增；二是独立欲望增强，自我意识强而不稳（定）。

（二）女性青春期常见健康问题

1. 月经问题

（1）功能失调性子宫出血：表现为月经周期长短不一、经期延长或经血量增多。

（2）痛经：是指在月经期或月经期前后出现较严重的下腹部疼痛不适、坠胀感、腰骶部酸痛合并乏力、头晕、乳房胀痛等，影响生活和工作者。

（3）闭经：凡女子年满 16 岁或第二性征已发育成熟，月经尚未来潮或既往曾有过正常月经，现停经超过 3 个月以上者均属于闭经。

2. 贫血　青春期可因身体生长发育明显加速，制造红细胞的主要原料铁和蛋白质摄入不足，经血量多、消耗增加或因偏食或节食而引起贫血。

3. 不良嗜好与行为　如吸烟、酗酒、吸毒等。此外，青少年不安全性行为导致少女妊娠及性病传播，严重危害少女的身心健康。

（三）青春期保健

1. 合理营养指导　青春期处于生长发育第二高峰期，体内激素的分泌及各种器官的发育均需要蛋白质的参与。应普及营养知识，平衡膳食，养成良好的饮食习惯。

2. 注意卫生，培养良好的生活方式　培养良好的卫生习惯，保持会阴部清洁。经期不游泳、盆浴、忌性交以防上行感染，不宜冷水浴、不吃浓茶、咖啡等刺激性食物。养成良好的生活习惯，以积极乐观的心态面对生活。

3. 健康教育　让青春期少女了解有关生理、心理卫生及健康行为的知识，加强引导和教育，避免早恋、早婚及青春期妊娠，达到维护身心健康的目的。

第三节　围婚期健康

（一）围婚期妇女生理、心理变化

1. 围婚期妇女的生理变化　性生理发育已成熟，通过一系列神经内分泌活动进行正常的性生理活动。

2. 围婚期妇女的心理变化　性心理发育成熟，维持女性正常的性心理是正常进行性生理活动的保证。

（二）围婚期妇女常见健康问题

1. 婚前性知识缺乏　主要表现在性卫生知识、避孕知识和优生优育知识的缺乏。

2. 婚后避孕知识缺乏　主要表现在不懂得采取何种方式避孕，避孕失败后如何采取补救措施。

（三）围婚期保健

1. 配偶的选择

我国婚姻法明确规定：直系亲属和三代以内的旁系血亲禁止结婚。

2. 婚前检查

（1）询问健康史：包括双方的患病史，尤其与婚育密切相关的遗传性疾病、生殖器官感染性疾病、精神疾病等。

（2）体格检查：包括全身一般检查、第二性征及生殖器检查。

（3）实验室检查：胸部 X 线片、血液和尿液分析、肝肾功能等，必要时做染色体、精液和性病等相关检查。

3. 选择最佳生育年龄　从医学角度看，女性最佳生育年龄为 25～29 周岁，男性为 25～35 周岁。

4. 选择适宜的受孕时机

（1）良好的身体状况：受孕应安排在双方身心处于最佳状态的时期，新婚夫妇最后婚后 3～6 个月怀孕。

（2）避免有害物质：避免接触对胎儿有害的物质，如电离与电磁辐射、化学物质等。

（3）怀孕时节：从营养供给气候适宜的角度看，受孕的最佳时期应是夏末秋初的 7～9 月。

5. 计划生育咨询与指导

（1）避孕：可采用①屏障避孕法：包括阴茎套、阴道隔膜、外用避孕药、女用避孕套。②宫内节育器：放置时间为月经干净后 3～7 天，术后休息 3 天，避免重体力劳动 1 周，2 周内禁止性生活及盆浴。③药物避孕法：患有严重心血管疾病、血液病、子宫或乳房肿块或处于哺乳期等不宜使用口服避孕药。④安全期避孕：排卵一般发生在下次月经前 14 天左右，排卵前后 4～5 天为易受孕期。⑤紧急避孕。

（2）绝育：是指通过手术或药物，达到永久不育的目的。

（3）避孕失败补救：早期妊娠可采取药物或手术流产，中期妊娠可采用引产术。

第四节　妊娠期健康

（一）妊娠期妇女生理、心理变化

1. 妊娠期妇女的生理变化

（1）局部变化：卵巢停止排卵，子宫增大变软，子宫颈腺体增殖、黏液分泌增多。阴道上皮细胞肥大、分泌物增加。皮肤色素沉着，出现妊娠纹。乳房及乳头增大，乳晕着色。

（2）全身性变化：呼吸方式从腹式转变为胸式。血容量自第 6 周开始增加，32～34 周达高峰期。消化系统可见味觉和嗅觉的改变，可出现恶心、呕吐、便秘等症状。肾脏负担加重，可见尿频、夜尿量增多。

2. 妊娠期妇女的心理反应　孕妇常见的心理反应有惊讶和震惊、矛盾心理、接受、情绪波动及内省等。

（二）妊娠期妇女常见健康问题

1. 异常妊娠　如流产、异位妊娠、妊娠高血压综合征、前置胎盘、胎盘早期剥离等。反复流产可能导致感染或不孕；异位妊娠输卵管破裂可引起腹腔内急性大出血；前置胎盘易引起出血与感染。

2. 妊娠合并症　常见的妊娠合并症有心脏病、糖尿病和病毒性肝炎等。妊娠期糖尿病母体易发生低血糖与酮症酸中毒；胎儿可发生畸形、早产、新生儿低血糖反应及呼吸窘迫综合征等。

3. 分娩和产褥期并发症　子宫收缩乏力可引起产伤、产后出血，以及产程延长导致胎儿供氧不足、新生儿窘迫。子宫收缩过强可造成产道撕裂或子宫破裂，胎儿易发生窘迫及颅内出血。若羊水进入母体血液循环可致羊水栓塞、休克和 DIC 等。产褥期常见并发症还有产力与产道异常、胎膜早破、产褥感染、乳腺炎等。

（三）妊娠期保健

1. 妊娠期妇女的管理　应在孕 12 周前到社区妇幼保健部门建立围生保健手册。登记孕妇的姓名、家庭住址、孕周等。询问孕妇的孕次、产次、末次月经日期、停经后用药情况等。

2. 产前检查

（1）产前检查的时间：孕 12 周内为孕早期，孕期初查应在孕 12 周之前，复查在孕 12 周后每 4 周一次，28 周后每 2 周一次，36 周后每周一次。

（2）产前检查的内容

1）首次产前检查：①病史：详细询问病史、本次妊娠经过等，并推算孕妇的预产期（即按照末次月经的第一日算起，阳历为月份减 3 或加 9，日数加 7；阴历月份减 3 或加 9，日数加 15）。②全身检查。③产科检查。④辅助检查。⑤心理社会评估。

2）复诊产前检查：询问前次产前检查之后有无特殊情况出现，测量体重和血压，注意胎儿大小及其成熟度等。

3. 妊娠期保健指导

（1）心理指导：①及时提供妊娠与分娩的相关知识以及胎儿的相关信息，减轻孕妇顾虑和恐惧。②加强对丈夫等重要家属的教育指导。③鼓励孕妇适应身心的改变。

（2）日常生活保健指导：①合理的饮食与营养：保证足够的热量与蛋白质供应，及钙、铁、锌、碘等无机盐和微量元素的摄入，多吃水果蔬菜，妊娠前 3 个月补充叶酸。足月妊娠时体重增加 12kg 为宜。②日常活动与休息：避免过重的劳动及强迫体位作业，需保证充足的睡眠，左侧卧位可减少增大的子宫对腹主动脉及下腔静脉的压迫。③个人卫生与衣着：衣着宽松、舒适，不穿高跟鞋。每日清洁会阴并更换内裤。妊娠期有出血现象及妊娠 28 周后，禁止盆浴。④性生活指导：妊娠 12 周以前及 28 周以后，应避免性生活。⑤避免不良因素影响：避免吸烟、嗜酒、微生物、放射线、噪声以及有毒的化学物质对胎儿的影响。

（3）乳房护理指导：指导孕妇从孕 20 周开始进行乳房的护理。乳头凹陷者可将乳头轻轻拔出，再按摩，每天 3 次，每次 3～4 分钟。若孕妇有早产迹象或早产记录者，应避免刺激乳头以防产生宫缩。

（4）用药指导：妊娠期用药应慎重，尤其在妊娠早期。①抗生素：链霉素、庆大霉素、卡那霉素、四环素及氯霉素在孕期应禁用。②磺胺类：磺胺类药物在妊娠晚期及分娩前应避免使用。③激素：雌激素（特别是己烯雌酚）在孕期应禁用，黄体酮也应慎用。④镇静安定药：在孕期服用可致胎儿宫内发育迟缓。⑤抗痉挛药物：苯妥英钠有明显致畸作用，丙戊酸钠可致胎儿神经管畸形。⑥吗啡类药物：早期妊娠时可使婴儿唇裂、腭裂的发生率明显增高。⑦抗甲状腺药：可引起胎儿代偿性甲状腺肿大、智力发育及骨生长迟缓。⑧糖尿病治疗药物：胰岛素是治疗妊娠合并糖尿病最安全的药物，其他几种如磺脲类药物，均有产生死胎和畸胎的危险。

（5）分娩的准备指导：①介绍和怀孕、分娩有关的知识，指导产妇识别临床征兆，如分娩发动前 24～48 小时见红。②鼓励夫妇相互给予心理支持。③指导促进分娩的技能，推进产程进展。④介绍产后护理及新生儿护理的技巧。

4. 妊娠期常见症状及其处理

（1）恶心、呕吐：约半数左右的妇女在妊娠 6 周左右出现恶心，呕吐现象，12周左右消失。①早晨起床时先吃一些水分较少的食物。②每天进食5～6餐，避免空腹引起恶心、呕吐。③多摄取富含蛋白质和多糖类的食物，避免气味特殊或油腻的食物。

（2）腰背痛：①避免穿高跟鞋，保持正确的坐、站、走姿。②避免长时间弯腰；可骨盆摇摆运动等减轻背痛不适。

（3）眩晕与昏厥：①改变姿势宜缓慢，以免引起体位性低血压。②就近坐下或躺倒，并提高下肢以利血液回流。

（4）下肢及外周静脉曲张：①避免长时间站立或久坐，适度运动促进下肢血液循环。②坐时避免两腿交叉或盘腿，卧位时可将臀部垫高并将下肢抬高。③若有外阴部静脉曲张，可在内裤上放卫生棉垫支托，并注意抬高臀部。

（5）下肢水肿：孕妇常有踝部及小腿的轻度水肿，经休息后可以消退。若下肢水肿明显，休息后无消退，应警惕妊娠高血压综合征、合并肾脏疾病等。

（6）痔疮与便秘：①摄取足够的液体和含高纤维素的食物，少吃辛辣食物。②适度运动，促进胃肠蠕动。③养成定时排便的习惯。

第五节　产褥期妇女的健康

（一）产后妇女的生理、心理变化

产后妇女保健一般是指对从胎盘娩出后到产后6周的生理恢复期的妇女进行的身心保健。

1. 产后期妇女的生理变化　产后妇女的生殖系统将恢复到怀孕前的大小和功能，称为复旧。整个复旧过程大约需要6周，产后3～4天之内是整个复旧过程变化最快的一段时间。

2. 产后妇女的心理变化　产妇在产后必须面临身体的改变以及家庭关系的改变等，以致有时无法有效地执行新的角色与功能，严重的心理障碍状态下可发生产后忧郁症。

（二）产后家庭访视

1. 访视的频率和时间
社区护士在产妇产后一般访视家庭2～3次，初次访视宜在产妇出院后3

天内进行，第2、3次访视则在产妇分娩后14、28天进行，高危产妇或发现异常情况时应酌情增加访视次数。

2. 访视前的准备　访视前先与产妇家庭建立联系，简要了解产妇的一般状况。为防止交叉感染，应先访视娩出早产儿和正常新生儿的产妇，后访视感染性疾病的产妇和新生儿。

3. 访视的内容

（1）了解全身状况，观察产后生命体征的变化。

（2）观察腹部或会阴部伤口的愈合情况，评估有无红肿、热痛等感染征象，并给予指导。

（3）检查子宫收缩情况，产后第1天子宫底平脐，以后每天下降1~2cm，产后10~14天降入骨盆。

（4）检查恶露的性状与量，一般血性恶露持续3~7天，浆液性恶露约7~14天，白色恶露约14~21天，产后3周左右干净。

（5）检查乳房有无肿胀与疼痛、乳头有无皲裂及乳汁分泌情况等。

（6）询问新生儿睡眠、喂养和大小便情况等。

（7）督促产妇在产后42天到医院门诊复查全身、盆腔器官及哺乳情况。

4. 访视后的工作　认真记录，并将围产保健手册交至上级妇女保健部门备案管理。

（三）产后健康指导

1. 心理指导

（1）解除导致产妇产生不良心理的家庭与社会因素

（2）对于有不良个性的产妇，应给予相应的心理辅导。

（3）发挥家庭和社会支持系统的作用，促进亲子关系。

2. 日常生活指导

（1）环境和个人卫生：①产妇的休养环境以室温20~22℃为宜。②注意个人卫生，每日清洗会阴与更换内裤，产后4周内禁止盆浴以防上行感染。

（2）合理的饮食与营养：可进食富含营养、清淡、易消化的食物，母乳喂养的产妇可适当多喝汤汁以促进乳汁分泌。产后贫血者应适当增补维生素和富含铁的食物。

（3）适当活动：经阴道自然分娩的产妇产后6~12小时可下床适当活动，

24 小时可室内自由活动；行会阴侧切或剖宫产的产妇，可推迟至产后第 3 日起床活动。由于产后盆底肌松弛，应避免负重劳动或蹲位活动，以免子宫脱垂。

（4）性生活指导：社区护士应指导产后的妇女 6 周后再进行性生活。哺乳期虽无月经，仍要坚持避孕。

3. 母乳喂养指导和乳房护理

（1）母乳喂养的优点：母乳中所含的营养成分最适合婴儿消化、吸收，且经济、方便、温度适宜。母乳喂养有利于提高婴儿的免疫力以及增进母子间的情感交流，有利于婴儿心理的健康发展。母乳喂养可促进母体的子宫收缩，预防产后出血。

（2）母乳喂养的方法：①哺乳前热敷乳房 3～5 分钟。②开始哺乳时母亲和婴儿身体接近，脸面相对，边哺乳边观察，避免婴儿鼻部受压。一般产后半小时应开始哺乳，鼓励按需哺乳。每次哺乳时应让婴儿吸空一侧乳房再吸另一侧。③哺乳后抱起婴儿轻拍背部 1～2 分钟，排除胃内残留空气，以防溢奶或吐奶。

（3）母乳喂养的注意事项：哺乳期产妇在用药前，必须先咨询医护人员，确定对婴儿有无危害。如乳房发现肿胀、乳头有皲裂等情况时，应给予指导。

（4）人工喂养方法的指导：患有慢性消耗性疾病如慢性肾炎、糖尿病、肿瘤及传染病、精神病等的产妇不宜哺乳，以免危害婴儿的健康，应给予人工喂养。

第六节　妇女围绝经期健康

围绝经期指妇女在绝经前后出现的因卵巢功能逐渐衰退，生殖器官开始萎缩向衰退过渡的时期，并可引发一系列躯体和精神心理症状。一般发生在 45～55 岁之间。围绝经期可分为绝经前期、绝经期、绝经后期三个阶段。

（一）围绝经期妇女的生理与健康问题

1. 月经改变　月经周期紊乱，持续时间及月经量不一，如出血过多过频，会出现头晕、乏力、心悸、失眠等贫血症状。

2. 生殖器官退行性改变　外阴部皮下脂肪减少，组织松弛；小阴唇和阴蒂萎缩，阴道逐渐变短、变窄，性欲下降。绝经后子宫逐渐萎缩；输卵管退化，生殖能力逐渐消失。

3. 骨质疏松　因雌激素分泌减少，骨质吸收速度快于骨质生成，导致骨质丢失引起。

4. 心血管疾病和生殖系统癌症的发病率增加　血胆固醇水平升高，易诱发动脉粥样硬化，患心血管疾病易感性增加；受雌激素的水平影响，生殖系统癌症的发病率也有所增加。

5. 其他症状　潮热、易出汗为典型症状。此外，还可出现身体易疲劳、睡眠差等。

（二）围绝经期妇女的心理变化

由于内分泌改变，自主神经紊乱，家庭和社会环境的变化，围绝经期妇女易引起认知、情绪发生改变，如焦虑、烦躁、多疑、易激动、忧郁、记忆力下降等。

（三）围绝经期妇女保健

1. 心理指导　应保持乐观向上的情绪，妥善处理围绝经期的各种症状。注意自我心理调节，从思想上、知识上有准备、有信心地度过围绝经期。

2. 日常生活卫生保健指导

（1）合理饮食：摄入足量的蛋白质，补充丰富的钙质预防骨质疏松；适当限制热量以防肥胖；低盐、低胆固醇饮食以降低心血管疾病的发病率。

（2）合理运动与休息：每天保证 7~8 小时睡眠时间，运动方式可根据个人的爱好及体力等加以选择，运动时间每次不少于 30 分钟，每周 3~4 次为宜。

（3）性生活指导：指导保持性生活，有助于保持生殖器官的良好状态及促进家庭和谐。

（4）护肤指导：宜选择滋润效果好、刺激性小的护肤品，经常按摩，促进局部血液循环与皮肤新陈代谢。

3. 定期检查与用药指导

（1）用药指导：围绝经期妇女常使用雌激素进行替代疗法，应明确使用目的、根据医嘱合理用药，警惕禁忌证，并密切观察药物的不良反应。

（2）定期检查：建议围绝经期妇女定期进行健康体检，加强对妇科的常见疾病及乳腺癌、宫颈癌等恶性肿瘤的检查。

模拟试题测试，提升应试能力

一、名词解释

1. 妇女保健

2. 围绝经期

二、填空题

1. 妇女的特殊时期包括_____、_____、_____、_____和_____保健。

2. 我国婚姻法明确规定_____和_____禁止结婚。

3. 从医学角度看，女性最佳生育年龄为_____，男性为_____。

4. 常见的妊娠合并症有_____、_____和_____。

5. 产前检查的时间为孕 12 周后每_____一次，28 周后每_____一次，36 周后_____一次。

6. 产后妇女保健一般是指对_____到_____的生理恢复期的妇女进行的身心保健。

三、选择题

A_1 型题

1. 孕妇生产出院后最少要进行几次家庭访视 （   ）

A. 1 次   B. 2 次   C. 3 次

D. 4 次   E. 5 次

2. 孕早期是指 （   ）

A. 孕 8 周之前 B. 孕 12 周之前 C. 孕 10 周之前

D. 孕 20 周之前 E. 孕 20 周之前

3. 白色恶露持续的时间为 （   ）

A. 1～2 周   B. 2～3 周   C. 3～4 周

D. 4～5 周   E. 5～6 周

4. 孕期营养指导中不正确的是 （   ）

A. 保证足够的热量和蛋白质

B. 孕期前三个月要补充叶酸

C. 减少辛辣食品及咖啡、浓茶等刺激性食品的摄入

D. 足月妊娠时体重增加 12kg 为宜

E. 维生素和无机盐不需要补充

5. 围绝经期妇女保健指导中不正确的是（　　　）

A. 通过家庭访视与病人交谈的机会，建立互相信赖的护患关系

B. 围绝经期妇女易出现骨质疏松症，为防止骨折应减少户外活动

C. 让病人家属也具备有关围绝经期的知识

D. 指导正确用药

E. 定期进行健康检查

6. 围绝经期综合征妇女的精神心理状态改变表现在（　　　）

A. 紧张、焦虑　　　　　　B. 情绪低落，易激动

C. 个性及行为改变　　　　D. 记忆力下降

E. 以上表现都有

7. 产后子宫底每天下降（　　　）

A. 1~2cm　　　　　　　B. 2~3cm　　　　　　　C. 3~4cm

D. 5cm　　　　　　　　E. 6cm

8. 子宫底降入骨盆是于产后（　　　）

A. 3~5 天　　　　　　　B. 5~7 天　　　　　　　C. 7~10 天

D. 10~14 天　　　　　　E. 15 天以上

A_2 型题

9. 患者，女性，29 岁，已婚，平时月经规律，停经 55 天。近日出现食欲减退、恶心、晨起后发生呕吐，社区护士应指导其采用（　　　）

A. 少量多餐　　　　　　B. 避免空腹　　　　　　C. 少食巧克力和咖啡

D. 少食油腻食物　　　　E. 以上都正确

10. 某 30 岁的初产妇，孕 26 周，社区护士对其进行孕期指导，正确的是（　　　）

A. 在整个孕期都可以洗盆浴和淋浴

B. 整个孕期都可以进行性生活

C. 每日可以用肥皂和沐浴露清洗乳房及乳头

D. 保持口腔清洁，刷牙应用软毛牙刷，动作轻柔

E. 扁平及凹陷乳头不利于哺乳，但产后可自行恢复

11. 社区护士对某工厂女职工进行避孕方法的健康教育，下列说法正确的是（　　）

A. 重度宫颈裂伤或子宫脱垂可用宫内节育器

B. 安全期避孕法十分可靠

C. 宫内节育器是安全、有效、可逆的节育方法

D. 乳房肿块者可以选择药物避孕

E. 直肠膨出者可以用阴道隔膜

A_3 型题

（12～14 题共用题干）

患者，女性，32 岁，于今日在医院自然分娩产下一活男婴，重 3.3kg。

12. 社区护士应在什么时候对她进行第一次家庭访视（　　）

A. 出院后 1～3 天　　　　B. 出院后 3～7 天

C. 出院后 7 天后　　　　D. 出院后 42 天

E. 产后 3～7 天

13. 产后访视时，发现血性恶露持续多长时间为正常（　　）

A. 1 周　　　　B. 2 周　　　　C. 3 周

D. 4 周　　　　E. 5 周

14. 产后访视的内容中包括（　　）

A. 检查子宫收缩情况　　　　B. 检查恶露的性状与量

C. 检查乳房有无肿胀与疼痛　D. 询问新生儿睡眠、喂养等情况

E. 以上都是

四、简答题

1. 避孕的方法主要有哪些？

2. 产前检查的内容包括哪些？

3. 产后访视的内容主要有哪些？

4. 简述母乳喂养的方法。

5. 孕期的日常生活保健指导包括哪些内容？

（阳晓丽）

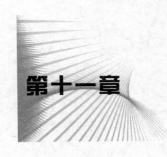

第十一章

老年人的健康

学习内容提炼，涵盖重点考点

第一节 概　　述

（一）基本概念

老化即衰老，是指人体从出生到成熟期后，随着年龄的增长而产生的一系列的进行性、全身性结构和功能状态上的退行性变化，导致机体对内外环境适应能力逐渐减退的现象。

人口老龄化简称人口老化，是指社会人口年龄结构中，老年人口在总人口中所占的比例随着时间的推移而不断变化的一种动态过程。WHO 界定：在发达国家，大于 65 岁为老年人；在发展中国家，大于 60 岁为老年人。

健康老年化又称健康老龄化，是指老年人在晚年能够保持躯体、心理和社会生活的完好状态，将疾病或生活不能自理推迟到生命的最后阶段。

（二）社会人口老化状况及其特点

1. 世界人口老化状况及其特点

（1）全球人口老龄化。

（2）发展中国家老龄人口增长速度快。

（3）高龄老年人（80 岁以上老年人）增长速度快。

（4）女性老年人增长速度快。

（5）人口平均期望寿命不断延长。

2. 我国人口老化状况及其特点

（1）老年人口规模巨大：2004 年底，中国 60 岁及以上老年人口为 1.43 亿，2014 年将达到 2 亿，2037 年超过 4 亿。

（2）老龄化发展迅速：中国已进入老龄化最快的国家之列。

（3）地区发展不平衡：东部沿海经济发达地区明显快于西部经济欠发达地区。

（4）城乡老年人口数量倒置显著：我国农村老龄化水平高于城镇。

（5）女性老年人口数量多于男性：目前，老年人口中女性比男性多出 464 万人。

（6）老龄化超前于现代化：发达国家属于先富后老或富老同步，而中国则是未富先老。

第二节　老年人的健康问题

（一）老年人的生理特点

1. 外观形体的变化　椎间盘发生萎缩性变化，脊柱弯曲度增加，弯腰驼背，身高下降。

2. 感官系统的变化　皮脂腺萎缩，对冷、热、痛觉等反应迟钝。角膜屈光力减退，晶体调节和聚焦功能逐渐减退，视力减退。听神经功能减退，味觉和嗅觉的敏感性降低。

3. 呼吸系统的变化　呼吸肌萎缩，肺活量降低，咳嗽和反射机能减弱。胸廓弹性阻力变大或其顺应性变小，呼吸肌肌力下降，从而导致呼吸费力。

4. 循环系统的变化　心肌细胞肥大，心瓣膜退行性变和钙化。心输出量降低，血管变硬、管腔缩小，周围血管阻力增加，易发生血压上升及直立性低血压。

5. 消化系统的变化　胃黏膜萎缩，胃腔扩大，胃酸分泌减少。食管下段括约肌压力下降，易发生反流性食管炎。肝脏萎缩、变小，肝功能减退，易引起药物性不良反应。

6. 泌尿系统的变化　肾小管的浓缩及稀释能力减退，膀胱容量减少，残余尿增多。尿道括约肌萎缩，尿道口松弛。

7. 神经系统的变化　脑体积逐渐缩小，脑血管动脉粥样硬化。大脑神经递质逐渐减少，导致健忘、智力减退等；神经传导速度减慢导致对外界事物反应迟钝、动作协调能力下降。

8. 运动系统的变化　骨骼中骨质密度降低而导致骨质疏松，可出现脊柱弯曲、变短，身高降低。关节的退行性改变以膝关节、腰和脊柱最明显。肌肉肌纤维萎缩、弹性下降。

9. 内分泌系统的变化　下丘脑和垂体重量减轻；肾上腺皮质变薄，在应激状态下儿茶酚胺的分泌迟缓；胰岛功能减退低；甲状腺发生纤维化和萎缩，甲状激素的生成减少。

10. 生殖系统的变化　老年男性睾丸逐渐萎缩，生精能力下降，性兴奋功能减退。老年女性阴道壁弹性变小，盆腔支持组织松弛无力，卵巢开始萎缩，生育功能与性功能下降。

（二）老年人的心理特点

1. 智力减退　感知觉、记忆、动作与反应速度随增龄而出现不同速度的减退，智力衰退。

2. 思维衰退　在概念、逻辑推理和问题解决方面的能力有所减退，尤其是思维的敏捷性、流畅性、灵活性、独特性及创造性。

3. 情绪与人格的改变　表现为不同程度的敏感、多疑、固执、保守、焦虑不安、情感脆弱、孤独感等。

★（三）老年人的患病特点

1. 患病率高　多为肿瘤、心脑血管病、糖尿病、骨质疏松症、老年抑郁症等慢性病。

2. 不能全面正确提供病史　老年人由于记忆力减退及一些老年人心理感受的改变，提供的病史缺乏真实性、可靠性，因此往往不易反映出真实的病情。

3. 起病隐匿，发展缓慢，症状体征不典型　这一特点多是由于衰老导致老年人机体的敏感性及反应性下降所致。

4. 多种疾病同时存在、病情复杂　由于老年人全身各系统的功能都有不同程度的老化，导致多种疾病同时或先后发生。

5. 病情变化迅速，易出现危象　组织器官的储备和代偿能力差，应激能力减退，一旦发病，病情迅速恶化。

6. 病程长、康复慢、并发症多　常见并发症如水电解质和酸碱平衡紊乱、感染、血栓形成和栓塞、多器官功能障碍综合征、心理障碍。

第三节　老年人健康状况的评价

（一）反映社区老年人群健康水平的指标

反映社区老年人健康水平的指标主要包括社区老年人口比、老年人死亡率、预期寿命、患病情况（包括患病率、疾病构成比等）、健康行为、对卫生服务的利用、经济收入、受教育情况、婚姻状况、婚姻关系和生活安排及宗教信仰等。

（二）老年人健康状况的评价

1. 健康评价的基本内容
（1）社会性资源及经济状况。
（2）精神健康：包括认知能力、有无精神症状以及精神健康的主观评价等内容。
（3）躯体健康：一般由自我健康评价、临床症状、医疗服务的利用等评价信息来反映。
（4）功能状况：指老年人处理日常生活活动的能力。
2. 评价方法
老年人健康状况常通过询问病史、体格检查、实验室检查及功能评估来评价。
（1）病史：主要应从老年人的过去病史和身体各系统状况等方面收集。
（2）老年人体格检查：老年体格检查要考虑衰老变化。
（3）实验室检查：应根据老年人的健康状况确定实验室检查项目，防止出现漏诊或误诊等。

（4）功能评估

1）对健康状况的自我评估和幸福度测量：健康自评量表很多，其量化方法可用分级法（一般分为五级）或图表法。

2）日常生活功能评价：日常生活功能包括基本日常生活功能（ADL）和工具性日常生活功能（IADL）。前者包括进食、穿衣等基本生活能力，后者指购物、做饭等较为复杂的日常生活功能。

3）智能评价：常用简便智能状态量表进行评价。

4）社会功能评价：主要评价社交能力、社会资源、社会支持。

第四节　老年人常见的健康问题

（一）跌倒

跌倒是指无论可否避免，在平地行走或从稍高处摔倒在地并造成伤害。跌倒的发生率随增龄而增加，是老年人最常见的意外事故。

老年人跌倒多数发生在室内，主要是浴室、卧室和厨房内；少数发生在室外，主要是街沿和台阶处。

1. 跌倒的危险因素

（1）生理因素：前庭感觉功能、本体觉减退，中枢神经系统和周围神经系统的控制与协调能力下降、视力下降、反应迟缓、下肢肌力减弱等。

（2）疾病因素：神经系统、前庭疾患、心脑血管意外、小脑病变、帕金森病、骨关节疾病、外周神经病、糖尿病等。

（3）药物因素：止痛剂、抗高血压药、抗心律失常药、利尿剂、抗抑郁药等。

（4）环境因素：①被约束；②地面因素：过滑、不平、潮湿、障碍物；③家具及设施设置不当；④居住环境改变。

（5）心理与社会因素：沮丧、抑郁、情绪不佳、独居等导致的社会隔离。

2. 临床表现　老年人跌倒后可发生软组织损伤、骨折、关节脱位和脏器损伤等。

3. 跌倒的预防

（1）重视相关疾病的防治：定期到医院做跌倒风险评估，积极防治可诱发跌倒的疾病。

（2）合理用药：尽量减少用药的种类和剂量，缩短疗程，并在用药前做好宣教。

（3）对老年人居住的环境应重点评估与改善：如灯光、楼梯、浴室、地面、鞋等，改进老年人的居住环境，如床和椅的高度适当，增加照明。

（4）增加体力锻炼和保持精神活动：动员老年人根据自己的年龄、活动能力和个人兴趣选取合适的运动项目，并保持适当的社交活动。

（5）必要时使用辅助器具。

4. 跌倒后的护理措施

（1）发现老年人跌倒后，先检查并确认伤情，有外伤、出血者先止血包扎再进一步观察处理。

（2）密切监测老年人的生命体征，正确搬运。

（3）针对损伤给予相应的措施：①安抚患者，仔细检查，重点排查颅脑及内脏损伤；②根据病情给氧、建立静脉通道、进行相关监测与检查等；③根据医嘱给予伤情处理；④心理护理。

（4）查找跌倒危险因素，评估跌倒风险，制订防治措施及方案。

（二）便秘

便秘是指排便困难、排便次数减少（每周少于 3 次）且粪便干硬，便后无舒畅感。便秘在 65 岁以后发病率大幅度增加。便秘可增加患结肠癌的危险；屏气排便可能诱发心脑血管疾病甚至猝死等。

1. 危险因素

（1）老化因素：肠蠕动缓慢，水分过度吸收，粪便干燥导致大便秘结。

（2）饮食因素：过于精细的饮食，饮水量不足。

（3）忽视排便信号，排便动力缺乏：老年人对内脏的感觉减退，肠道运动功能减弱，肠道平滑肌及其他排便辅助肌收缩力均减弱。

（4）不良生活方式：缺乏运动，起居无规律，没有良好的排便习惯。

（5）心理因素：焦虑、紧张等精神抑郁症状抑制排便。

（6）疾病因素：精神疾病，结肠、直肠阻塞性疾病，内分泌疾病等。

2. 临床表现 大便秘结，排便费力，三至四天排便一次，腹胀、腹痛、食欲减退。

3. 便秘的护理

（1）饮食调整：多吃含纤维素高的蔬菜、水果和食物，增加润滑肠道的食物，每天饮水量达到 1500～2000ml 为宜。

（2）行为调整：保持每天有 30～60min 的活动和锻炼，坚持收腹、提肛运动。每日定时如厕，建立良好的排便习惯。

（3）心理护理。

（4）环境安排：为老年人提供隐蔽的排便环境，便器应清洁而温暖。

（5）腹部按摩：沿结肠走向，自右下腹向上到右上腹，横行至左上腹，再向下至左下腹，沿耻骨上回到右下腹按摩。

（6）用药指导：指导患者避免长时间服用泻药，温和的口服泻药多在服后 6～10h 后发挥作用，宜在睡前 1h 服用。

（7）其他：以上方法无效时，可进行灌肠。

（三）尿失禁

尿失禁是指尿液不受主观控制而自尿道口溢出或流出。尿失禁者可造成老人皮肤糜烂、身体异味、反复尿路感染等。

1. 分类及原因

（1）急迫性尿失禁：即在膀胱充盈量较少的情况下，即出现尿意，且不能很好控制。多见于局部感染、结石、肿瘤等。

（2）压力性尿失禁：是指在腹腔内压增加时，尿液不自主排出。原因是盆底肌松弛，膀胱及尿道括约肌功能减退。

（3）假性尿失禁：又称充溢性尿失禁，即膀胱不能完全排空，存有大量残余尿导致尿液不自主溢出。见于前列腺增生、下尿路梗阻和脊髓损伤。

（4）暂时性尿失禁：见于谵妄、服用药物、萎缩性尿道炎等导致尿量增多。

（5）混合性尿失禁：数种类型同时存在。

2. 尿失禁的护理

（1）心理支持：老年人多感自卑，护理人员应尊重老年人，注意保护其隐私。

（2）皮肤护理：保持皮肤的清洁干燥，选用尿垫、橡胶单，经常用温水清洗会阴，及时更换衣裤、床单，局部皮肤涂以油膏保护，防止压疮的发生。

（3）外部引流与护垫：男患者可用带胶管的阴茎套接尿；女患者可用吸乳器连接胶管接尿。此外，纸尿裤的使用是最普遍安全的方式。

（4）积极祛除诱发因素：过于肥胖的老年人要控制体重；尿路感染按时按量服用抗生素，切勿在症状改善或消失后自行停药。

（5）行为治疗

1）盆底肌训练：①缩肛（提肛）法。屏气时提收会阴（要持续数秒钟），呼气时放松肛门，一收一放为1次，反复做10min，每日2遍或3遍。②下蹲法。

2）膀胱训练治疗：适用于急迫性尿失禁。通过收缩肛门、两腿交叉的方法来控制排尿，然后逐步延长间隔时间。留置导尿管者，行膀胱再训练前先夹闭导尿管，有尿感时开放导管10~15min，以后逐步延长。

3）耻骨肌训练。

4）提示排尿法。

5）间歇性导尿。

（四）焦虑

适度的焦虑有益于个体更好地适应变化，但持久过度的焦虑则会严重影响个体的身心健康。

1. 危险因素　包括老化因素；疑病性神经症，离退休、丧偶、家庭关系不和、经济窘迫等各种应激事件；各种身心疾病的影响；以及抗胆碱能药物、β受体阻滞剂、麻黄碱等某些药物副作用。

2. 临床表现

（1）广泛性焦虑：又称慢性焦虑症。主要临床表现为经常或持续的、无明确对象或固定内容的紧张不安，或对现实生活中的某些问题过分担心或烦恼。

（2）惊恐发作：又称急性焦虑症。典型的表现是老年人正在进行日常活动时，突然感到心悸、胸闷或极度呼吸困难，甚至不能控制的发抖出汗，因此惊恐万分，有濒死感。

3. 护理措施

（1）帮助老年人降低现存的焦虑水平：①评估焦虑程度及可能引起焦虑的原因；②认同老年人的感受；③应用各处方法减轻紧张情绪，重度焦虑需用药治疗；④加强家庭与社会支持。

（2）提供安全和舒适的环境：创造安静无刺激性的环境，严重惊恐发作时，设专人看护，遵医嘱用药。

（3）药物治疗的护理：加强健康指导，注意评估药物的效果和观察不良反应，长期服药者，应防止耐药性和药物依赖。

（五）老年期抑郁

老年期抑郁泛指发生于老年期（≥60 岁）这一特定人群的抑郁症，以持久的抑郁心境为主要临床特征，其主要表现为情绪低落、焦虑、迟滞和躯体不适等，且不能归于躯体疾病和脑器质性病变。

1. 发病因素　包括遗传因素、生化代谢异常、神经-内分泌功能失调、心理-社会因素。

2. 临床表现　老年抑郁症除了心境低落、思维迟缓和行为抑制的"三低"症状外，与普通抑郁发作相比还有以下特点：躯体症状较突出，可涉及各个脏器；易激惹；常伴有妄想，可发展为疑病观念；自杀危险大；抑郁性"假性痴呆"，即可出现较明显的认知功能损害，随抑郁症状的缓解而好转。

3. 护理措施

（1）心理护理：建立有效的护患沟通，正确评估导致抑郁的不良生活事件，阻断负性思考，鼓励老人抒发自己的想法，协助学习新的应对技巧。

（2）日常生活护理：①改善睡眠状态：睡眠障碍以早醒最多见。白天应安排多次短暂的活动，睡前不看紧张刺激的电视节目和书籍，提供安静舒适的睡眠环境，采取促进睡眠的措施，必要时遵医嘱给予安眠药。②加强营养：保证营养摄入。③督促自理。

（3）安全护理：及时识别自杀倾向，做好危险物品管理，加强巡视，严防自杀。

（4）用药护理：严格掌握其适应证和禁忌证，密切观察药物疗效和可能出现的不良反应。用药期间应忌酒，避免驾驶和具有危险性的运动；强调坚持长期服药，不随意增减药物或停服。

模拟试题测试，提升应试能力

一、名词解释

1. 老化

2. 健康老年化

3. 跌倒

4. 便秘

二、填空题

1. 老年人关节的退行性改变，尤以_____、_____和_____最明显。

2. 老年人健康状况常通过_____、_____、_____及_____来评价。

3. 日常生活功能包括_____和_____。

4. 老年人跌倒多数发生在室内，主要是_____、_____和_____；少数发生在室外，主要是_____和_____。

5. 尿失禁的类型包括_____、_____、_____、_____和_____尿失禁。

三、选择题

A_1 型题

1. WHO 界定发达国家老年人的年龄标准是（   ）

A. 55 岁   B. 60 岁   C. 65 岁

D. 70 岁   E. 75 岁

2. WHO 界定发展中国家老年人的年龄标准是（   ）

A. 55 岁   B. 60 岁   C. 65 岁

D. 70 岁   E. 75 岁

3. 便秘老年人每天的饮水量应在（   ）

A. 500 ~ 1000ml   B. 1000 ~ 1500ml   C. 1500 ~ 2000ml

D. 2000 ~ 2500ml   E. 大于 2500 ml

4. 老年人的生理特点中不正确的是（   ）

A. 椎间盘发生萎缩性变化，身高变矮

B. 晶体混浊、调节和聚焦功能逐渐减退

C. 心肌的兴奋性、自律性、传导性均降低

D. 食管下段括约肌压力上升，易发生反流性食管炎

E. 肾小管的浓缩及稀释能力减退

5. 引起老年人便秘的常见因素是（   ）

A. 饮食因素   B. 缺乏运动   C. 不良情绪

D. 老化因素   E. 以上都是

6. 下列可能引起或诱发老年人跌倒的因素是（   ）

A. 过量饮酒   B. 体位性低血压   C. 服用抗抑郁药

D. 视觉障碍   E. 以上都是

7. 关于老年期抑郁症以下哪项说法不正确（   ）

A. 以持久的抑郁心境为主要临床特征

B. 常伴有妄想，可发展为疑病观念

C. 自杀倾向较小

D. 可采用心理治疗、药物治疗

E. 应鼓励老人抒发自己的想法，学习新的应对技巧

8. 预防老年人跌倒的措施中不正确的是（   ）

A. 夜间增加室内照明   B. 在家里尽量穿舒适的拖鞋

C. 生活环境布局合理   D. 地面防湿防滑

E. 变换体位时动作不宜过快

A_2 型题

9. 患者，女性，63 岁，近来食欲不佳，不喜运动，5 天未解大便。对她的健康指导不正确的是（   ）

A. 每天保证摄入足够的食物   B. 多喝水，越多越好

C. 适量的运动   D. 保持心情舒畅

E. 养成良好的排便习惯

10. 患者，女性，67 岁，下蹲或用力咳嗽时有尿液不自主地从尿道流出，对她的护理指导不正确的是（   ）

A. 保持皮肤清洁，及时更换裤子   B. 进行盆底肌训练

C. 必要时可用护垫   D. 限制饮水

E. 加强心理支持

A₃ 型题

（11、12 题共用题干）

患者，女性，71 岁，早晨上台阶时，摔倒在地（臀部着地），不能站立和行走，自感局部剧痛，神志尚清楚，家人随即将其送往医院。老人平素视力不好，最近未服用药物，患类风湿性关节炎 20 年，颈椎病 5 年，曾跌倒过 1 次。

11. 导致该老人跌倒的因素最不可能是 （　　　）

A. 既往跌倒史　　　　B. 台阶过高　　　　C. 颈椎病

D. 用药不当　　　　E. 视力差

12. 对该老人进行护理时，以下不合适的是 （　　　）

A. 为避免老人再跌倒，指导老人尽量减少活动

B. 安慰老人，减少老人对跌倒的恐惧感

C. 必要时，鼓励老人使用拐杖

D. 协助医师确定老人损伤情况、积极治疗老人的颈椎病和类风湿性关节炎

E. 指导其家属改善老人的居住环境

四、简答题

1. 反映社区老年人健康水平的指标有哪些？

2. 老年人患病的特点是什么？

3. 简述跌倒的预防措施。

4. 简述便秘的护理。

5. 尿失禁的行为治疗有哪些方法？

（阳晓丽）

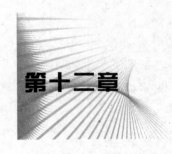

第十二章

社区康复护理

第一节　社区康复护理概述

（一）基本概念

1. 康复　康复是综合协调地应用各种措施，最大限度地恢复和发展病、伤、残的身体、心理、职业、娱乐、教育和周围环境相适应的潜能，以减少病、伤、残者身体的、心理的和社会的功能障碍，使其重返社会。

2. 康复护理　康复护理是在总体康复医疗计划下，为达到全面康复的目标，与其他康复专业人员共同协作，对残疾者、慢性病伴有功能障碍者进行适合康复医学要求的专门的护理和和各种专门的功能训练，以预防残疾的发生、发展及继发性残疾，减轻残疾的影响，最终使患者达到最大限度的康复并重返社会。

3. 社区康复护理　社区康复护理指将现代整体护理融入社区管理，在康复医师的指导下，在社区层次上，以家庭为单位，以健康为中心，以人的生命为过程，社区护士依靠社区内各种资源，如残疾者的家属、义工和所在社区的卫生、教育、劳动就业和社会服务等部门的合作，对社区伤残者进行的护理。

（二）开展康复服务的方式

1. 医学康复　利用医疗手段促进康复。
2. 教育康复　通过各种教育和培训以促进康复。
3. 职业康复　协助残疾人妥善选择能够充分发挥其潜在能力的最适合的职业。
4. 社会康复　从社会学的角度推进和保证医学康复、教育康复和职业康复的进行，一般包括建立无障碍环境、改善经济环境和改善法律环境三个方面。

*（三）社区康复护理对象

1. 残疾人　残疾人是指生理、心理、精神和解剖功能结构异常或丧失，部分或全部失去以正常方式从事个人或社会生活能力的人。残疾分为残损、残疾和残障，分别代表器官、个体和社会 3 个不同水平上的功能障碍。
2. 慢性病患者　慢性病患者在病程缓慢进展过程中出现的各种功能障碍使原发病病情加重，并形成恶性循环，需要长期医疗指导及康复训练。
3. 老年人　老年人机体自身生理功能退化，新陈代谢水平降低，因老化通常会伴有多种慢性疾病，导致相应的功能障碍，需要较长期的康复与护理。

*（四）康复护理的原则

（1）开展实用、有效的功能训练
（2）积极开展三级预防
（3）实现病人的自我照护
（4）追求全面康复

（五）康复护理的任务

（1）评估康复对象的情况
（2）预防继发性残疾和并发症
（3）功能训练的护理
（4）日常生活活动能力的训练

（5）心理护理

（6）辅助器具的使用指导及训练

（7）营养指导

（8）康复知识和技能的培训

（9）与康复小组成员的协调与配合

（10）协助康复对象重返社会和家庭

第二节　社区康复护理常用技术与方法

（一）呼吸功能的训练

呼吸训练广泛用于各种疾病的早期恢复阶段及呼吸系统疾病伴呼吸功能障碍的恢复期。禁用于临床症状不稳定、感染未控制、呼吸衰竭及训练时可导致病情恶化的其他临床情况。

1. 训练的体位　选择使患者处于舒适、放松的体位，如卧位、半卧位、前倚靠坐位等。

2. 训练的方法

（1）腹式呼吸训练：患者取放松卧位或坐位，手在上腹部和胸骨下，呼吸时腹部放松，经鼻缓慢深呼气，用鼻吸气同时放松膈肌，使其向腹部移动，缩唇呼气同时放松腹部肌肉，使膈肌复位。通常呼气与吸气的时间比例大致为 1：1，强调适当深呼吸。每次练习腹式呼吸次数 6～8 次/分钟，每日练习 3～4 次。

（2）抗阻呼吸训练：可以采用吹哨样呼气、吹瓶呼吸、吹球囊呼吸和发音呼吸等。

（3）局部呼吸训练：指在胸部局部加压的呼吸方法。

（4）排痰训练

1）体位引流：定时为患者翻身，针对肺内感染的位置，利用重力作用使痰液易于流出。分泌物多时，每天引流 3～4 次。每次引流一个部位，时间 5～10 分钟。有数个部位，则总时间不超过 30～45 分钟，以免疲劳。

2）胸部叩击、震颤：治疗者五指并拢，虚掌（空杯状），运用腕关节摆动轻叩在患者引流部位胸壁 30～45 秒，随后用手按在病变部位，嘱其做深呼吸，在深呼气时做胸壁摩颤振动，连续3~5次，如此重复2~3次后，再嘱患者咳嗽排痰。叩击动作要在患者最大限度呼气的时间内连续进行。

3）咳嗽训练：深吸气后短暂屏气，关闭声门，突然打开声门，形成高速气流，促进分泌物移动，随咳嗽排出体外。

（5）呼吸肌训练

1）增强吸气肌练习：使用抗阻呼吸器开始练习3~5分钟，一天3~5次，以后增加至20~30分钟。

2）增强腹肌练习：患者取仰卧位，腹部放置沙袋做挺腹练习，开始为1.5~2.5kg，以后可以逐步增加至5~10kg，每次5分钟。

3. 注意事项

（1）患者训练时应避免情绪紧张，选择放松体位。训练最好在饭前进行。

（2）使用恰当的呼吸节律和呼吸时间。

（3）呼吸训练中均应有规律地进行反复训练，直至呼吸恢复自然为止。

（4）通常要求加强吸气训练，但对肺气肿等患者，则应教会呼气训练方法。

★（二）日常生活活动能力训练

日常生活活动是人们在日常生活中，为完成衣、食、住、行，保持个人卫生整洁和独立的社会活动所必需的一系列基本活动，是人在独立生活中反复进行、最基本、最有共性的活动。

1. 进食吞咽功能的训练　护士需要根据患者的口腔状态、视力情况、呼吸控制能力、上肢功能、精神状态等选择适当的进食用具，合理摆放食品位置以利于完成进食、饮水、咀嚼和吞咽功能训练。

（1）进食体位训练：摄食训练过程中进食体位应根据患者的情况采取半坐位或坐位进食。

（2）抓握餐具训练：开始可抓握木条或橡皮，继之用匙。丧失抓握能力的患者、协调性差或关节活动范围受限的患者应将餐具加以改良。

（3）口腔、颜面肌、颈部屈肌的肌力强化训练：鼓励患者每日进行鼓腮、舌的运动、颈部活动以及双侧面部按摩，促进主动收缩功能恢复。

（4）吞咽功能训练：正常吞咽过程分为三期。口腔至咽入口处为第一期，是一种随意运动。口咽至食管入口处为第二期，是一种反射运动。食管入口至胃为第三期，是一种蠕动运动。多采用咽部冷刺激、冰块刺激的方法。

（5）咀嚼和进食训练：先训练手部动作和模仿进食，然后再训练进食动作。要考虑食物形态、黏性、流动性、需咀嚼程度、营养成分等。因液状食物易出现误咽，而固体食物可加重吞咽第一期障碍，所以先选择易在口腔内移动又不出现误咽的食物，如香蕉，逐渐过渡到糊状食物、普食。食物每次量在半勺内，将食物送至舌后半部或健侧。一般先用糊状食物、稀粥等，逐步从流质到半流质再到普食。

2. 大、小便控制功能的训练

（1）大便训练：①养成定时排便的良好习惯；②选择适当体位，坐姿有利于增加腹压；③适度运动；④按摩腹部；⑤调整饮食结构，多进食膳食纤维含量高食物；⑥必要时辅助相应的药物。

（2）小便训练：①协助患者养成定时排尿的习惯，如餐前30分钟，晨起或睡前。②盆底肌肉的训练：在不收缩腹肌、臀部肌肉的前提下收缩会阴及肛门括约肌的训练。吸气时收缩10秒，呼气时放松，重复10次，每日5～10次。③诱发排尿反射：可用温水冲洗会阴、牵拉阴毛、轻叩耻骨上区等方法。④屏气法：取坐位，身体前倾，深吸气后屏住呼吸，用力向膀胱及骨盆底部做排尿动作。⑤手压法：由脐部向耻骨方向滚动加压。⑥协助患者掌握床上便器的使用。

3. 更衣训练　包括穿脱衣裤、鞋袜、扣纽扣、系鞋带、系围巾等。患者在进行更衣训练前应具备有坐位和控制平衡的能力。偏瘫患者穿衣时先穿患肢，脱衣时先脱健肢；如患者活动范围受限，应设计宽大的、前面开合式衣服。如患者手指协调性差，不能系、解衣带或纽扣时，可使用拉链、搭扣等。

4. 个人卫生及整洁能力的训练　个人卫生训练包括洗漱动作，即移动洗漱处、开关水龙头、洗脸等；排便活动；入浴活动等。尽量训练患者自己洗漱、入厕、洗浴。偏瘫者可训练健手代替患者操作，继之训练患手和健手一起操作，或只用患手操作。

5. 移动训练

（1）立位移动训练：当患者能平稳站立时，应进行行走训练。走立动作与行走动作几乎同时开始。

（2）扶持行走训练：患者需要扶持时，扶持者应在患侧扶持，同时避免限制患者双腿活动。

（3）独立行走训练：先将两腿保持立位平衡状态。行走时，一脚迈出，身体倾斜，重心转移至对侧下肢，两脚交替迈出，整个身体前进。训练时可利用平衡杆。

（4）拐杖行走训练：是使用义肢、瘫痪病人恢复行走能力的重要训练。拐杖练习前首先卧位锻炼两上臂、肩部、腰背部和腹部肌力，然后练习起坐和坐位平衡，完成后可以训练架拐站立。拐杖长度依患者的身高与上肢长度而定，即拐杖末端着地与同侧足尖中位距离15cm左右，上臂外展与人体中轴线之间的角度为30°。拐杖训练包括双拐行走和单拐行走训练。

（5）上下楼梯训练：①扶栏上下楼梯行走训练：上楼时，健手扶栏，先将患肢伸向前方，用健足踏上一级，然后将患肢踏上。下楼时，健手扶栏，患足先下一级，然后健足再下。②拐杖上下楼梯训练：上楼时，先将手杖立在上一级台阶上，健肢蹬上，然后患肢跟上与健肢并行。下楼时，将手杖立在下一级台阶上，健肢先下，然后患肢。

6. 轮椅训练　轮椅为残疾者使用最广泛的辅助性支具，应具有坚固、轻便耐用、容易收藏和搬动、便于操纵和控制的优点。

（1）轮椅处方：①座位宽度：是两臂或两侧股骨大转子之间的最大距离加上5cm。②座位深度：是后臀部至小腿腓肠肌后缘之间的水平距离减去5～7cm。座位太深，会压迫腘窝部，影响血液循环；座位太浅，身体重心太靠前，轮椅平衡难以掌握。③座位高度：为足跟至腘窝的距离加上5cm。放置脚踏板距地面至少5cm。④靠背高度：为坐面至腋窝的距离减去10cm，但颈椎高位损伤者，应选用高靠背，距离为坐面至肩部的距离。

（2）从床移至轮椅：将轮椅置于患者的健侧，与床呈30°～45°。

（3）从轮椅移至床上。

（4）轮椅与厕所便器间的转移。

（三）活动功能的训练

1. 良肢位摆放

（1）仰卧位：头部垫枕，头偏一侧防止误吸；患臂肩胛下放一枕头，使肩上抬起前挺；肩关节前伸，肘关节伸直，腕关节背伸，手指伸直展开；患侧臀部和大腿下放置支撑枕，膝关节微屈。

（2）患侧卧位：患侧在下，健侧在上，头部垫枕，躯干稍向后旋转，后背用枕头支撑。患侧上肢前伸，前臂外旋，肘关节自然呈背屈位，手指张开，掌心向上。髋关节略后伸展，膝关节微屈。

（3）健侧卧位：健侧肢体处于下方的卧位，躯体正面与创面保持直角；背部垫枕，保持体位；患侧肩关节屈曲100°，上肢伸直，手指伸展；患侧下肢垫枕，保持屈髋、屈膝位，足蹬枕头上。

2. 床上锻炼

（1）向健侧翻身：患者仰卧位，双手交叉，患侧拇指置于健侧拇指之上，称为 Bobath 式握手。屈膝健腿插入患腿下方，交叉双手伸直举向上方，做左右侧方向摆动，借助惯性帮助转动肩胛、骨盆。

（2）向患侧翻身：患者仰卧位，双手呈 Bobath 式握手，向上伸展上肢，健侧下肢屈曲；双上肢左右侧方向摆动，当摆向患侧时，护士帮助顺势将身体翻向患侧。

3. 被动运动护理技能

（1）肩被动屈伸训练

（2）前臂被动旋前旋后训练

（3）髋被动外展内收训练

（4）膝被动屈伸训练

（四）语言交流能力的训练

1. 训练前准备　环境安静，避免噪音影响。训练前准备好包括录音机、录音带、镜子、秒表、压舌板或喉镜、单词卡、动作画或情境画卡、各种评估表等。

2. 治疗形式　包括：①"一对一"训练；②自主训练；③小组训练；④家庭训练。

3. 治疗方法　包括

（1）语音训练。

（2）听理解训练。

（3）口语表达训练：①单词练习、②复述单词、③复述句子、短文、④实用化练习、⑤自发口语练习。

（4）阅读理解及朗读训练：①视觉认知、②听觉认知、③朗读单词、

④句子、短文的理解、⑤朗读篇章。

（5）书写训练。

4. 训练注意事项

（1）凡是有言语障碍的患者都可以接受言语治疗，但对伴有严重意识障碍、情感障碍、行为障碍或有精神疾病的患者，言语训练难以达到预期的效果。

（2）语言训练训练时间应限制在 30 分钟以内。

（3）密切观察患者的行为举止，患者有疲倦迹象应采取措施调整训练时间及更换训练项目。

（4）训练开始从患者容易的项目入手，重症患者应加强对非言语交流方式的利用和训练。

（五）环境的改善

无障碍设施是良好康复环境的最基本要求。家庭环境中各种开关、桌面、窗台的高度应低于一般房间的高度；所选用的家具设计适合患者本人使用；走廊、浴室、墙壁应安装扶手；地面平坦、防滑、没有高低差；门厅照明充足且夜间光照充足；患者居住的社区应配备完善的残疾人设施，包括坡道、扶手、休息椅等。

模拟试题测试，提升应试能力

一、名词解释

1. 康复护理

2. 社区康复护理

3. 日常生活活动

二、填空题

1. 残疾分为残损、残疾和残障，分别代表_____、_____和_____ 3 个不同水平上的功能障碍。

2. 社区康复护理的对象包括_____、_____和_____。

3. 吞咽功能训练多采用_____、_____的方法。

4. 更衣训练时，偏瘫患者穿衣_____，脱衣时_____。

5. 良肢位的摆放主要包括_____、_____和_____。

三、选择题

A_1 型题

1. 根据康复定义，康复内容中不正确的说法是（　　　）

A. 对病、伤、残者的康复　　　　B. 以疾病为导向的康复

C. 以提高生活质量为目标的康复　　D. 综合应用各种措施

E. 以提高功能水平为主线

2. 全面康复是指帮助患者达到（　　　）

A. 肢体功能的康复　　　　　　　　B. 全身功能的康复

C. 心理功能的康复　　　　　　　　D. 器官功能的康复

E. 身体、心理、职业、社区生活的整体康复

3. 开展康复服务的方式有（　　　）

A. 医学康复　　　　B. 教育康复　　　　C. 职业康复

D. 社会康复　　　　E. 以上全是

4. WHO 对残疾程度分类中正确的是（　　　）

A. 残损< 残疾> 残障　　B. 残损> 残疾> 残障

C. 残损> 残障>残疾　　D. 残损< 残疾 <残障

E. 残损< 残障<残疾

5. 社区康复环境中最基本要求的保障是（　　　）

A. 提供快速通道　　　B. 光照充足　　　　C. 无障碍设施建立

D. 地面平整、防滑　　E. 轮椅能通行

6. 使用义肢、瘫痪病人恢复行走能力的重要训练是（　　　）

A. 扶持行走训练　　　B. 拐杖行走训练　　C. 立位移动训练

D. 轮椅训练　　　　　E. 上下楼梯训练

A_2 型题

7. 患者，男性，38 岁。因车祸造成颈段脊椎损伤，目前四肢肌力 0 级，患者的康复护理措施不正确的是（　　　）

A. 肩被动屈伸训练　　B. 前臂被动旋前旋后训练

C. 主动向健侧翻身　　D. 髋被动外展内收训练

E. 膝被动屈伸训练

8. 患者，女性，70 岁。脑出血后康复期护士对其进行言语康复训练，正

确的是 （   ）

    A. 言语康复训练越早越好，在严重意识障碍状态即可进行

    B. 训练时间越长越好

    C. 患者感到疲倦时应鼓励患者坚持训练

    D. 训练环境必需安静，避免噪音影响

    E. 训练宜从难点开始突破

A_3 型题

（9、10 题共用题干）

    患者，男性，53 岁，高血压 10 余年，以脑卒中入院，经治疗病情稳定，现回家开展社区康复。

9. 社区护士在制订康复护理计划时不正确的是 （   ）

    A. 以提升病人的生活自理能力为目标

    B. 要指导病人家属和社区护士合作开展工作

    C. 重视病人日常生活活动的训练

    D. 重视病人的心理护理

    E. 社区护士基本可取代康复治疗师的工作

10. 患者日常生活活动训练的内容不包括(   )

    A. 更衣训练   B. 饮食训练   C. 思维训练

    D. 轮椅训练   E. 大小便控制功能训练

四、简答题

1. 简述康复护理的原则

2. 呼吸功能训练的方法有哪些?

3. 简述小便训练的方法。

4. 简述轮椅处方。

（阳晓丽）

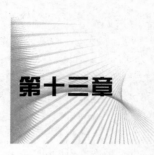

第十三章

慢性病人的居家护理

学习内容提炼，涵盖重点考点

第一节 概 述

（一）慢性病概念

慢性病，又称慢性非传染性疾病。不是特指某种疾病，而是对一类起病隐匿，病程长，病情迁延不愈，缺乏确切的传染性证据，病因复杂，且有些尚未完全被确认的疾病的概括性总称。

（二）慢性病特点

1. 隐蔽性强
2. 致病因素复杂
3. 病程长
4. 可预防性
5. 并发症多
6. 致残率高
7. 治愈率低

（三）慢性病的分类

1. 致命性慢性病

（1）急发性：急性白血病、胰腺癌、肺癌、肝癌等。

（2）渐发性：艾滋病、骨髓衰竭等。

2. 可能威胁生命的慢性病

（1）急发性：血友病、镰刀型贫血等。

（2）渐发性：肺气肿、老年性痴呆、恶性高血压等。

3. 非致命性慢性病

（1）急发性：痛风、季节性过敏、哮喘、偏头痛等。

（2）渐发性：帕金森病、风湿性关节炎、骨关节炎等。

（四）慢性病的危险因素

1. 不良生活习惯　主要包括饮食、运动等因素。

2. 自然和社会环境　自然环境中的空气污染、噪声污染、水源土壤污染等，都与癌症或肺部疾病关系密切。社会环境中健全的社会组织、社会普及教育程度、医疗保健服务体系等都会影响人们的健康。

3. 个人的遗传、生物以及家庭因素　许多慢性病可能与遗传因素或家庭共同的生活习惯有关。慢性病可以发生于任何年龄，但发生的比例与年龄成正比。

4. 精神心理因素　生活及工作压力会引起紧张、恐惧、失眠，甚至精神失常。

第二节　慢性病对个人、家庭和社会的影响

（一）慢性病对病人的影响

主要易出现生理功能障碍；心理上有不同程度的压力增加；病人工作性质、工作时间、工作责任等产生一定程度的影响；可能影响病人对社交活动的参与，造成社交生活的隔离等。

（二）慢性病对病人家庭的影响

主要体现在增加家庭成员的心理压力，需要家庭成员的角色调整与适应，影响家庭的收入和支出等方面。

（三）慢性病对社会的影响

慢性病病人工作能力的衰退，从整体上降低了社会工作效率；医疗费用的不断上涨，慢性病病人对社会医疗保健制度的完善和社会互助措施等福利保障体系的需求更为迫切。这些均加重了社会负担。

第三节　慢性病的预防和控制

（一）慢性病社区防控的基本策略

1. 贯彻预防为主的方针，综合防治　积极开展以社区为基础的慢性病的综合防治，探索慢性病的防治与社区卫生服务相结合的机制，明确在社区卫生服务中防治慢性病的工作内容、工作形式和考核标准。

2. 建立健全有利于开展三级预防的公共卫生机制　在强调一级预防的同时，重视二、三级预防。慢性病的一级预防是针对全社区人群开展危险因素的预防，通过减少疾病的危险因素，预防疾病的发生，达到降低慢性病的发病率；二级预防是针对高危人群，减轻或逆转危险因素，促进疾病的早期发现、早期诊断和早期治疗；三级预防是针对慢性病病人开展规范化的治疗和疾病管理，以控制病情、缓解症状，预防或延缓并发症的发生，防止伤残，提高病人的生活质量。

3. 大力开展健康促进活动　慢性病防治要以健康促进为手段，以防治为中心，围绕健康促进的行动领域开展工作。要充分发动社区力量，积极有效地参与卫生保健计划的制订和执行，挖掘社区资源，并能很好地应对慢性病的发生与发展。要组织开展健康教育示范点、示范区评比活动，围绕主题开展健康教育月活动，以倡导健康文明的生活方式和健康投资消费理念。

4. 全人群干预与高危人群干预相结合

（二）社区护士在社区慢性病预防与控制中的作用

1. 大力开展健康教育　社区人群进行健康教育，使公众认识到慢性病的危险因素。

2. 掌握各种社区资源　社区护士要熟悉各种社区资源以提供咨询和转诊

服务，参加计划筛检等活动以帮助社区居民早期发现疾病，早期治疗各种慢性病，协助慢性病的病人及家庭进行生活调整以适应因疾病引起的情绪反应及对生活方式的影响。

3. 提供直接的居家护理　社区护士应能提供直接的居家护理，并辅导病人家属为病人提供所需的护理。社区护士应根据病人的个人能力、生活方式及所处环境，制定适合、可行的病人治疗护理计划，使病人能执行治疗及护理方案。

4. 主动帮助病人建立自护性病友团体或支持性团体　支持性团体除了提供社会支持外，也可以是医疗服务的延伸，因为可以通过互助交流经验及资源共享，且为病人提供心理情绪支持或其他支持达到互助的目的。

第四节　慢性病病人的自我护理

自我护理是指个体在稳定或变化后的环境中为维持生命，增进健康与幸福，确保自身功能健全和发展而实行的自我照顾和自我健康管理活动。

（一）慢性病病人服药管理

1. 慢性病病人服药特点　慢性病病人往往服用一种以上的药物，而且服药的时间较长，容易产生药物中毒等不良反应和药物的副作用。因此，病人易出现难以坚持连续服药，不能按时服药，忘服漏服、不能自主用药等现象。另外，由于药物种类繁多，含有同种成分的药较多，病人如果自行购药，不注意药物成分，很有可能造成重复用药，这样会产生很大副作用，严重时会威胁到病人的生命。

2. 慢性病病人服药应注意的事项

（1）服药与饮水：任何口服药物都要溶解于水中才易于吸收产生药效。特别是长期卧床的病人和老年人，应在服药时和服药后多喝水（不少于100ml），以防止药物在胃内形成高浓度药液而刺激胃黏膜。

（2）抗酸药物与某些药物的相互作用：胃酸分泌过多者常服用的抗酸类药物，如复方氢氧化铝片、碳酸氢钠等，不能与氨基糖苷类抗生素、四环素片、多酶片、乳酶生、泼尼松、地高辛、普萘洛尔（心得安）、维生素C、地西泮（安定）、铁剂等同时服用，否则可使药物疗效降低甚至丧失药效，有的会增强药物的不良反应。

（3）服药时间间隔：时间间隔不合理也会对疗效产生不良影响，要做到延长药效保证药物在体内维持时间的连续性和有效的血药浓度，必须注意合理的用药时间间隔。

（4）口服药物与食物的关系：一般服用西药不用忌口，但有的食物中的某些成分能与药物发生反应，会影响药物的吸收和利用，应给予指导。如补充钙剂时不宜同时吃菠菜，因菠菜中含有大量草酸，易与钙剂结合成草酸钙影响钙吸收，而使疗效降低。

（二）慢性病病人的运动锻炼

1. 慢性病病人运动锻炼的类型和特点　慢性病病人运动锻炼有三种类型，其一是侧重于身体柔韧性的运动锻炼，身体柔韧性是指关节和肌肉在正常活动领域内灵活运动的能力，这种运动锻炼常见的有体操、太极拳、五禽戏等。其二是侧重于增强肌力的运动锻炼，如果坚持锻炼，低下的肌力能逐渐恢复，常见的运动锻炼有举杠铃、仰卧起坐、腰背肌练习等。其三是增强机体耐力的运动锻炼，这种锻炼可增加肺活量，来维持活动的能力，常见的运动锻炼有慢跑、快步行走、骑车、游泳等。

2. 慢性病病人参加体育锻炼应掌握的原则

（1）体育锻炼前，进行体格检查，了解身体健康情况。

（2）在制定体育锻炼计划时，必须根据自己身体情况、体格检查结果、锻炼的基础等区别对待，适当安排运动量。

（3）必须遵守循序渐进的原则，体育锻炼的运动量要由小到大，动作由易到难，使身体逐渐适应。

（4）坚持锻炼，持之以恒，才能使疗效逐渐积累，以恢复和提高自理能力。

（5）在医务人员的监督指导下进行锻炼。特别要注意自身疾病征象的变化，不良反应，应及时咨询医务人员改变锻炼方法或调整运动量，还要接受定期检查和评定治疗效果。

3. 运动锻炼中出现的问题及处理

（1）心律不齐和心动过速：停止运动，测量脉搏，记录脉搏和心率次数，判断是否正常。在下次运动前向医师汇报上次运动的情况，获得正确指导。

（2）胸部、上肢、颈部、背部出现压榨感或紧迫感或疼痛：停止运动，去医院就诊。在未征得医师同意运动前，不能自行进行运动锻炼。

（3）运动后休息 10 分钟以上还有异常的呼吸困难：将此症状报告医师，在下次运动前要征得医师的同意。

（4）轻度头痛、眩晕、失神、冷汗、混乱：平卧位下肢抬高，或取坐位头放于两腿之间。如果出现 1 次以上这样的症状，要在下一次运动前与医师商谈。

（5）运动后异常的疲劳，尤其是运动 24 小时后疲劳仍然不减轻：下一次的运动不要过于激烈，要减量。如果异常的疲劳还是没有解除，要去医院接受检查，得到医师的同意后，再做下次运动。

（三）慢性病病人的日常生活调节

1. 家务与工作

（1）要科学安排作息时间：按生物钟规律安排自己的生活起居。

（2）愉快地工作。

（3）轻松安全做家务：做家务时姿势要正确，保护关节，使用力学原理、辅助用具或简化工作步骤等方法节省体力，量力而为，妥善安排，减少精神压力。

2. 人际交往　指导病人要正确对待自己，对待他人、对待社会。

（四）慢性病病人心理调适的指导

1. 自怨自艾型　在这种情况下，家庭成员要善于观察病人的心理变化，对病人给予最大程度上的支持和鼓励，帮助他们正视现实，使他们重新认识到人生的价值。让病人多了解现代医学的发展和进步以及康复的可能性。也可以通过其他病人治疗成功的经验来帮助病人树立战胜疾病的信心，增强病人的心理承受能力。在病情允许情况下还应适当安排文娱生活、体育活动。

2. 怨天尤人型　此型病人周围的人要采取关心、同情的态度，耐心、热情地照料他们，稳定他们的情绪，千万不要采取对立态度，导致矛盾激化，加重病情。对于病人的粗暴无礼，切勿感情用事与病人争吵，伤害病人的自尊心，要以真诚的同情心和善心去感化病人。当病人症状有所缓解，病情有所控制时，应及时加以鼓励，帮助病人树立战胜疾病的信心。

3. 服从依赖型　在康复期，要调动病人的能动性进行活动和锻炼，而"病人角色"的作用，便成为巨大障碍，他们习惯于疗养生活，心安理得地接受他人的照顾，毫无疾病恢复的心理准备，甚至害怕重新进行正常生活与工作。在对待慢性病病人的治疗过程中，始终要注意到有利于康复的措施，既要进入"病人角色"，又要随时纠正"习惯化"对病人的影响，把握好他们的情绪变化，随时给予心理支持，让病人主动地对情绪进行自我控制。

模拟试题测试，提升应试能力

一、名词解释

1. 慢性病

2. 自我护理

二、填空题

1. 慢性病分为_____、_____、_____三类。

2. 慢性病病人运动锻炼有三种类型，其一是侧重于身体柔韧性的运动锻炼，其二是侧重于_____的运动，其三是_____的运动锻炼。

3. 慢性病的危险因素有不良生活习惯、_____、个人的遗传和生物以及_____。

三、选择题

A_1 型题

1. 慢性病与急性病的叙述中错误的是 （　　）

A. 急性疾病一般起病急，往往只有一种病因

B. 急性病病人通常患病期间短，诊断准确

C. 慢性病诊断检查的意义有限，但可治愈

D. 慢性病起病缓慢，疾病往往由多种原因所致

E. 慢性病病人患病期间不确定，诊断往往不明了

2. 以下哪种疾病属于致命性慢性病 （　　）

A. 血友病　　　　　　B. 骨髓衰竭　　　　　　C. 支气管哮喘

D. 老年性痴呆　　　　E. 肺气肿

3. 以下哪种疾病属于可能威胁生命的慢性病 （　　）

A. 心肌梗死   B. 恶性黑色素瘤   C. 偏头痛

D. 帕金森病   E. 高血压

4. 以下哪种疾病属于非致命性慢性病 （　　　）

A. 镰刀细胞性贫血   B. 硬皮病   C. 心肌梗死

D. 支气管哮喘   E. 慢性酒精中毒

5. 属于自怨自艾型慢性病病人心理特点的是 （　　　）

A. 认为自己给家庭和他人带来负担

B. 挑剔任性

C. 责怪医生没有精心治疗

D. 执行医嘱一丝不苟

E. 心安理得地接受他人的照顾

6. 属于怨天尤人型慢性病病人心理特点的是 （　　　）

A. 因为患有慢性病而失去生活信念

B. 心安理得地接受他人的照顾

C. 有自杀行为

D. 习惯于休养生活、毫无疾病恢复的心理准备

E. 常因小事发火，任性、易动感情

7. 属于服从依赖型慢性病病人心理特点的是 （　　　）

A. 常提出过高的治疗或照顾要求

B. 害怕重新进行正常生活与工作

C. 容易产生自责自卑等不良情绪

D. 对躯体方面的微小变化颇为敏感

E. 情绪忧郁沮丧

8. 一级预防又称之为 （　　　）

A. 三早预防   B. 病因预防   C. 康复治疗

D. 非特异性预防   E. 特异性预防

9. 二级预防的内容不包括 （　　　）

A. 早期发现   B. 早期诊断   C. 早期治疗

D. 康复治疗   E. 筛检和个案发现

A_2 型题

10. 属于三级预防的是 （　　　）

A. 对内科所有就诊者测量血压　　B. 给儿童接种卡介苗

C. 乳腺癌的手术治疗　　　　　　D. 脑梗死的急性期治疗

E. 脑梗死的康复期治疗

11. 补充钙剂时不应同时吃下列哪种食物（　　　）

A. 菠菜　　　　　　　　B. 白菜　　　　　　　　C. 韭菜

D. 胡萝卜　　　　　　　E. 花菜

12. 长期卧床的病人和老年人，应在服药时和服药后多喝水，应不少于
（　　　）

A. 100ml　　　　　　　B. 200ml　　　　　　　C. 300ml

D. 400ml　　　　　　　E. 500ml

13. 对于原发性高血压患者，限制食盐摄入，一般每日摄入食盐量不宜
超过（　　　）

A. 3g　　　　　　　　　B. 4g　　　　　　　　　C. 5g

D. 6g　　　　　　　　　E. 7g

A_3 型题

（14～16 题共用题干）

老张患有原发性高血压多年，喜欢咸食，服药断断续续，难以坚持，在
进行家庭访视过程中。

14. 社区护士测量上肢血压时，袖带紧贴缚在被测者上臂，袖带下缘距
离肘弯的距离是（　　　）

A. 1.5cm　　　　　　　B. 2.5cm　　　　　　　C. 3.5cm

D. 4.5cm　　　　　　　E. 5.5cm

15. 测得血压收缩压大于 180mmHg，舒张压大于 110mmHg，属于（　　　）

A. 成人 1 级高血压　　　B. 成人 2 级高血压　　　C. 成人 3 级高血压

D. 成人 4 级高血压　　　E. 成人 5 级高血压

16. 对该病人管理措施正确的是（　　　）

A. 指导病人定期测量血压并记录，一般每月 1 次

B. 指导病人规律服药，症状缓解，立即停药

C. 密切注意降压药物不良反应，如有病情变化，及时就诊。

D. 对原发性高血压病人少盐，不限脂肪

E. 以上都不对

A_4 型题

(17~19 题共用题干)

社区护士在进行慢性病社区防控时，应执行基本策略中强调的三级预防并重的公共卫生机制。

17. 社区护士在进行社区卫生服务时属于一级预防的是 （　　）

A. 对内科所有就诊者测量血压　　B. 给儿童接种卡介苗

C. 乳腺癌的手术治疗　　　　　　D. 脑梗死的急性期治疗

E. 脑梗死的康复期治疗

18. 属于二级预防的是 （　　）

A. 对内科所有就诊者测量血压　　B. 给儿童接种卡介苗

C. 乳腺癌的手术治疗　　　　　　D. 脑梗死的急性期治疗

E. 脑梗死的康复期治疗

19 属于三级预防的是 （　　）

A. 对内科所有就诊者测量血压　　B. 给儿童接种卡介苗

C. 乳腺癌的手术治疗　　　　　　D. 脑梗死的急性期治疗

E. 脑梗死的康复期治疗

四、简答题

1. 简述慢性病的特征。

2. 简述慢性病的主要类型。

3. 慢性病的主要危险因素有哪些？

4. 什么是社区慢性非传染性疾病防控的三级预防？

5. 试述慢性病病人参加体育锻炼应掌握的原则。

6. 慢性病人运动锻炼中出现的问题有哪些，如何处理？

（廖晓春）

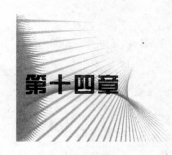

第十四章

家庭健康评估

学习内容提炼，涵盖重点考点

家庭健康评估是为确定家庭存在的健康问题而收集主观和客观资料的过程。要求社区护士对家庭的健康状况和影响健康的因素进行整体评估，以了解家庭的功能、发展阶段、家庭成员的互动情况、家庭健康需求、家庭健康问题以及现存或潜在的家庭压力危机，并针对这些问题和危机制定完整的家庭护理计划，协助家庭采取适当的措施，以解决问题。家庭健康评估中应注意以下两点：①从家庭成员中获得有价值的资料；②正确地分析资料作出判断。其中包括认识家庭的多样性、避免主观判断、不断收集资料和修改计划、充分利用其他医务工作者收集的资料等。

家庭评估有客观评估和主观评估、分析评估和工具评估等几种类型。客观评估是指对家庭客观的环境、背景、条件、结构和功能进行了解和评价。主观评估是指用自我报告或主观测验等方法分别了解家庭成员对家庭的主观感觉、愿望和反应。分析评估是利用家庭学原理、家庭系统理论和家庭发展的一般规律分析家庭的结构和功能状况。工具评估是指利用预先设计好的家庭评估工具评价家庭结构和功能的状况。

第一节　家庭健康评估内容

家庭健康护理评估收集的内容既包括家庭成员的姓名、性别、年龄、职业、教育、健康资料等基本情况，又包括家庭关系、家庭结构及环境等较复杂的内容。

（一）个体资料

充分收集个体服务对象现存或潜在的健康问题资料，是家庭评估的首要部分。个体资料可以随着个体年龄和健康状态不同而有所差异，内容主要包括以下方面。

1. 个体一般情况 性别、年龄、婚姻、民族、籍贯、职业、文化程度等。

2. 病史 现病史、既往史、预防接种史、用药情况、主要临床症状和体征、实验室检查结果、并发症，有无感、知觉障碍等。

3. 日常生活情况 生活史、生活习惯（如饮食、睡眠、运动、嗜好、每日时间安排等）、日常生活能力（如更衣、饮食、清洁、排泄、活动、各种用具的使用能力等）、性格、兴趣及爱好、个人信仰、疾病对工作的影响程度。

4. 心理状况 心理活动状况和人际关系认知及判断能力。

5. 其他。

（二）家庭资料

家庭资料评估包括家庭结构评估和家庭功能评估两个方面。这两者通常是不可分别的，有什么样的家庭结构就会有与之相应的家庭功能状态，家庭功能也可以反过来影响家庭的内在结构。评估的内容包括：①家庭人口组成；②家庭结构；③家庭生活周期；④家庭资源；⑤家庭功能水平；⑥家庭危机。

第二节 家庭健康评估常用方法

家庭健康护理评估的方法很多，一般都具有以下几个特点：①大部分内容由服务对象完成；②简明易懂；③可在短时间内完成；④适用于不同的社会、经济和文化阶层；⑤能提供较完整的资料，反映家庭结构与功能的各个重要方面。家庭资料收集的内容较复杂，因而我们通常需要借助一些评估工具。如家系图、APGAR 家庭功能评估表、Friendman 家庭评估表在工作中，它们各有优点，我们可以有选择地使用。

（一）家系图

家系图是提供整个家庭的构成及结构、健康问题、家庭人口学信息、家庭生活事件、社会问题和信息的图示。家系图一般由三代人组成，从上到下辈分降低，从左至右年龄降低。夫妻双方的家庭都可包含在内。每个成员的符号旁边，可按需要加注年龄及结婚、离婚、死亡、退休、遗传病或患慢性病情况。还可根据需要标明职业、文化程度、家庭决策者等。家系图一般可在 5~15 分钟内完成。家系图综合性强，直观、简单明了，因此可作为家庭健康档案的基本资料（图 14-1）。

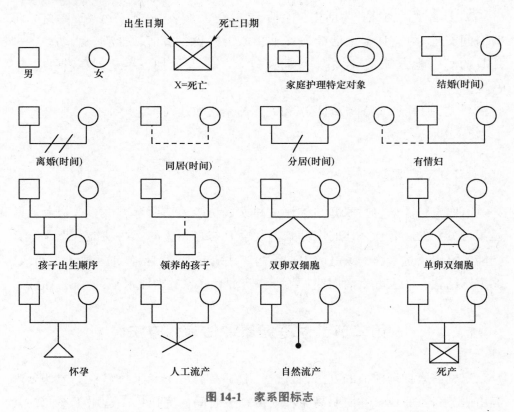

图 14-1　家系图标志

（二）家庭关怀度指数

"家庭关怀度指数（APGAR 问卷）"量表，是 Smilkstein 1978 年设计的检测家庭功能的问卷，该问卷涉及的问题少，容易回答，评分简单，适合对家庭功能进行快速评估，但评价结果相对比较粗糙。此表适用于初次访问的家庭评估。问卷包括两部分。第一部分测量个体对家庭功能的整体满意度，由5个问题组成：①适应度（adaptation），反映家庭遭遇危机时，利用家庭资源解决问题的能力；②合作度（partnership），反映家庭成员分担责任和共同决策的程度；③成熟度（growing），反映家庭成员通过相互支持所达到的身心成熟程度和自我实现的程度；④情感度（affection），说明家庭成员互相爱护的程度；⑤亲密度（resolve），反映家庭成员间共享相聚时光、金钱和空闲的程度。

问卷第一部分每个问题有3个答案可供选择，答"经常这样"得2分，"有时这样"得1分，"几乎很少"得0分。将5个问题的得分相加，总分为7~10分表示家庭功能良好，4~6分表示家庭功能中度障碍，0~3分表示家庭功能严重障碍（表14-1）。

APGAR问卷第二部分是了解个人与家庭成员之间的个别关系，如与父亲的关系、母亲的关系、兄弟的关系，关系的评判采用多级排序法，分为好、一般、不好三种程度（表14-2）。

表14-1　家庭APGAR问卷（第一部分）

维度	问题	经常	有时	几乎很少
适应度	（1）我当遇到问题时，可以从家人处得到满意的帮助 补充说明：	□	□	□
合作度	（2）我很满意家人与我讨论各种事情以及分担问题的方式 补充说明：	□	□	□
成熟度	（3）我当希望从事新的活动或发展时，家人都能接受且给予支持 补充说明：	□	□	□
情感度	（4）我很满意家人对我表达感情的方式以及对我情绪（如愤怒、悲伤、爱）的反应 补充说明：	□	□	□
亲密度	（5）我很满意家人与我共度时光的方式 补充说明：	□	□	□
问卷分数				
家庭功能评价				

表 14-2 家庭 APGAR 问卷（第二部分）

与您同住的人按密切程度排序 （配偶、子女、重要的人、朋友）			跟这些人相处的关系 （配偶、子女、重要的人、朋友）		
关系	年龄	性别	好	一般	不好
如果您和家人不住在一起，您经常求助的人 （家庭成员、朋友、同事、邻居）			跟这些人相处的关系 （家庭成员、朋友、同事、邻居）		
关系	年龄	性别	好	一般	不好

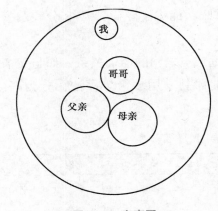

图 14-2 家庭圈

（三）家庭圈

家庭圈是由某一家庭成员，描述家庭内情感关系的方法，是一种主观评估方法（图 14-2）。家庭圈的做法是：先让被评估者画一个大圈，再在大圈内画上若干小圈，分别代表被评估者自己和他认为重要的家庭人员，小圈本身的大小代表权威或重要性的大小，圈与圈之间的距离代表关系的亲疏。画图的日期很重要，因为家庭内的这些关系总是随时间而改变的。画图仅需 2～3 分钟，评估者可离开数分钟，让被评估者独自完成。家庭圈能马上将画图者眼中的家庭关系表现出来，可提供有关家庭动力学的大量信息，并为讨论家庭问题提供一个很好的机会。

（四）ECO-MAP 图

ECO-MAP 图是记录家庭外资源的简单方法。在调查清楚家庭外资源后，可根据需要，将具体项目注在各标题下面，并可用不同连线表示之间的关系（图 14-3）。

（五）家庭动力学评估

根据家庭动力学的基本原理，对组成家庭内在结构的各个部分分别进行评价，最终找出家庭问题的根源。

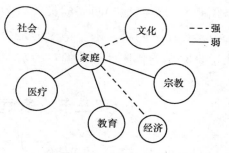

图 14-3　ECO-MAP

1. 家庭界限评估　家庭与外界的联系状况、对外部资源的利用程度、对环境变化作出反应的能力、外人进入家庭的难易程度等。

2. 家庭的权力结构　家庭中由谁来作出决定、作决定的方式、家庭统一行动的能力、作出决定的能力、解决问题的能力、家庭成员的独立性和自由度有多大、个性发展的要求是否被考虑在内等。

3. 家庭角色　家庭角色的扮演情况、角色的适应性和弹性、角色的行为标准和认同。

4. 家庭的空间　领地和感情气氛是否有足够的空间、是否有各自的领地、睡眠安排和私密程度怎样、是否能满足个性发展的需要；家庭成员相爱的程度、表达方式、投入程度、共鸣的程度、感情满足程度等。

5. 交往方式　家庭成员的交往能力如何、是否采取明白而直接的方式、感情交往是否有障碍。

6. 家庭资源　家庭内、外资源是否充足、是否能充分利用、缺乏什么资源、程度如何等。

7. 其他　价值观与生活目的。

（六）McMaster 家庭评估模型

McMaster 模型阐明了一个家庭维持正常功能活动的基本条件和过程。这一模型认为：每一个家庭都必须执行一些基本的任务，如提供休息场所和养育子女等。要完成以上任务，家庭必须具备以下几个方面的能力。首先是有能力解决各种各样的问题，家庭应该是解决问题的有效单位；要解决问题，家庭成员必须进行成功的交流，并通过分派角色任务，使大家去做他们应该做的事；在解决问题的过程中，家庭成员还必须用家庭中特有的方式进行感情交流，并相互关心和照顾。而且，考虑到家庭成员个性发展的需要，家庭必须有能力适当地控制其成员的行为。所以，我们可以通过考察以上每一个环节是否出现问题，来评估家庭是否出现功能障碍。McMaster 模型为我们提供了家庭功能整体性评估的一种基本思路。

第三节　家庭健康护理的理论

（一）家庭系统理论

家庭系统理论的特点包括：

1. 整体性　即家庭成员的变化一定影响家庭整体的变化。
2. 积累性　家庭整体的功能大于家庭成员功能之和。
3. 稳定性　家庭系统力图应对家庭内外的变化，维持家庭的安定。
4. 周期性因果关系　家庭成员的行为促使家庭内部发生各种变化，果关系。
5. 组织性　家庭成员有角色层次。

（二）家庭压力应对理论

家庭压力应对理论中 ABCX 模式的含义：A 表示压力源事件；B 表示家庭应对危机所具有的资源；C 表示家庭对事件的认识；X 表示家庭危机。该模式主要强调的是家庭产生压力或发生危机取决于两个变量，即家庭资源和家庭成员对事件的认识，并不是某些事件直接导致的结果。

模拟试题测试，提升应试能力

一、名词解释
1. 客观评估
2. 主观评估
3. 分析评估
4. 工具评估

二、填空题
1. _____是提供整个家庭的构成、结构及健康问题、家庭人口学信息、家庭生活事件、社会问题和信息的图示。

2. 工作上，常用 APGAR 问卷快速检验家庭功能。其中 A 指的是_____，P 指的是_____，G 指的是_____。

3. 家庭压力应对理论中 ABCX 模式的含义：A 表示_____。B 表示家庭应对危机所具有的资源。C 表示_____。X 表示家庭危机。

三、选择题

A₁ 型题

1. 家庭圈用于（　　　）

A. 健康家庭评估　　　　　　　B. 有功能障碍家庭评估

C. 主干家庭评估　　　　　　　D. 联合家庭评估

E. 家庭功能的筛检

2. 家庭评估的内容主要包括（　　　）

A. 家庭内外压力源　　　　　　B. 家庭适应度

C. 家庭凝聚度　　　　　　　　D. 家庭相互作用模式

E. 以上全部内容

3. 关于"家庭关怀度指数"描述不正确的是（　　　）

A. 可以反映家庭某一成员对其家庭功能的主观满意度

B. 可以快速评价家庭功能，较适宜在基层工作中使用

C. 用于有功能障碍家庭的整体性评估

D. 测评分为两部分，即问卷和受测者与家庭其他成员间的个别关系

E. APGAR 问卷评分越低说明家庭功能障碍越严重

4. 对 McMaster 家庭功能评估模型理解不正确的是（　　　）

A. 家庭基本功能是为其家庭成员在各方面的发展提供保障

B. 有能力解决各种各样的问题

C. 家庭成员必须进行感情交流

D. 不是给每个家庭成员都分配角色任务

E. 家庭有能力适当控制其成员的行为

5. 家庭健康档案包括（　　　）

A. 家庭基本资料　　　　　　　B. 家系图

C. 家庭生活周期健康维护表　　D. 家庭问题目录及家庭问题描述

E. 包括以上全部内容

6. 下列哪项不是 APGAR 问卷评估指标（　　）

A. 适应度　　　　　　　B. 合作度　　　　　　C. 成熟度

D. 凝聚度　　　　　　　E. 情感度

7. 指出家庭健康理论和评估中错误的地方（　　）

A. APGAR 问卷用于重点评估家庭结构和家庭功能

B. ABCX 模式是评估家庭结构、家庭功能和家庭与社会系统之间的关系

C. FriedMan 家庭评估模式是评估家庭结构、家庭功能和家庭与社会系统之间的关系

D. ABCX 模式主要强调家庭产生压力或发生危机取决于家庭资源和家庭成员对事件认识

E. 家庭系统理论认为家庭是一个"开放系统"

A$_2$ 型题

8. 家庭健康护理评估中收集不恰当的资料是（　　）

A. 家庭生活周期各阶段的发展任务和危机

B. 家庭所在社区的健康指标中得到的健康问题

C. 家庭日常生活能力和应对问题的能力

D. 家庭成员间交流的方式

E. 家庭结构与功能的相关资料

9. 最需要社区护士帮助的家庭是（　　）

A. 社区所有的家庭

B. 自己无法解决问题的家庭

C. 用护理手段解决问题困难的家庭

D. 社区护士认为具有严重问题的家庭

E. 对社区不会造成大危害的家庭

10. 家庭护理中健康问题的决策者是（　　）

A. 全科医师　　　　　　B. 社区护士　　　　　C. 社区卫生服务工作者

D. 家庭自己　　　　　　E. 公共卫生医师

A$_3$ 型题

（11、12 题共用题干）

王大爷一家四世同堂，共有 18 口人，社区护士在首次对王大爷家进行家庭访视时，决定使用家系图来理清该家庭的关系。

11. 关于家系图，不正确的说法是（　　　）

A. 一般由三代人组成

B. 从上到下辈分降低

C. 从左至右年龄由小到大

D. 夫妻双方的家庭都可包含在内

E. 每个成员的符号旁边，可按需要加注年龄及结婚、离婚、死亡、退休等生活事件

12. 家系图内线条表示的说明（　　　）

A. 有点亲密　　　　　　B. 亲密　　　　　　　　C. 非常亲密

D. 以上全对　　　　　　E. 以上全错

A_4 型题

（13 ~ 14 题共用题干）

家庭资料收集的内容较复杂，因而社区护士通常需要借助一些评估工具。

13. 一种方法简单的、粗糙的、非定量的家庭功能评价法，主要用于家庭功能筛检的是（　　　）

A. 家庭关怀度指数　　　B. 家庭圈　　　　　　C. McMaster 家庭评估模型

D. FACESII　　　　　　E. FACESIII

14. 用于有功能障碍家庭的整体性评估是（　　　）

A. 家庭关怀度指数　　　B. 家庭圈　　　　　　C. McMaster 家庭评估模型

D. FACESII　　　　　　E. FACESIII

四、简答题

1. 简述家庭健康护理评估的注意事项有哪些？

2. 试述家系图的制作方法。

3. 家庭健康护理评估的方法有哪些特点？

（廖晓春）

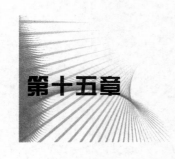

第十五章

社 区 诊 断

学习内容提炼，涵盖重点考点

第一节 社区诊断的概念

（一）概念

社区诊断是运用社会学、人类学和流行病学的研究方法对社区各方面进行考察，发现和分析问题，通过实施卫生行动，充分利用社区现有的卫生资源来解决社区的主要卫生问题的过程。

"社区诊断"比"社会诊断"背景和范围要小，且更具体，更实际，认识层次理应更深入。

（二）社区诊断与临床诊断比较

社区诊断是社区卫生工作者主动地利用科学的方法收集社区内居民健康状况、社区内可利用的卫生资源，及卫生服务的提供和利用情况等资料，对社区状况进行描述，并确定社区内优先的卫生问题和居民实际需求的过程。常是社会医学、流行病学、卫生统计学、卫生经济学、健康教育学等相关学科方法的综合应用。而临床判断是医生对病人的检查和实验检查后做出的判断。两者在评价对象、存在的问题、收集资料、评价方法和结果处理等方面存在差异。

第二节 社区诊断的目的、意义和原则

(一) 社区诊断的目的

研究社区卫生状况是为了做出"社区诊断",开出"社区处方"更有效地实行"社区预防"和"社区治疗",以提高社区健康水平和生活质量。一般来说,社区诊断的目的主要包括:

(1) 发现社区存在卫生问题。

(2) 评价居民的卫生服务需求。

(3) 确定让区卫生问题的优先权。

(4) 为制订社区卫生服务计划提供资料。

(5) 动员全社区的力量参与社区卫生服务计划的指定与实施。

(二) 社区诊断的意义

为卫生行政管理部门及有关社会部门编制计划和决策提供科学依据,有利于有针对性地开展社会防治和自我保健;通过社会诊断来评价卫生工作的成效,寻找今后工作重点;有助于将有限的卫生资源用于解决主要社会卫生问题,提高卫生资源的利用效益;有助于树立大卫生观,推进医学模式的转变。

(三) 社区诊断原则

社区诊断原则基本为以下五点。

1. 客观性原则 在收集社区信息和资料时,一定要注意其客观性,使其真实地反映客观实际。

2. 敏感性原则 社区诊断所依据的指标必须具有敏感性,如婴儿死亡串就是反映居民健康水平的一个敏感性指标。

3. 特异性原则 在进行社区诊断时要注意选用特异性较强的指标和方法。

4. 系统性原则 要求从不同角度,不同层面对居民健康等作出较全面诊断。

5. 渐进性原则　对一个社区诊断不可能在短时间内把所有问题都调查分析清楚，要从主要问题入手，逐渐展开。

第三节　社区诊断的内容和主要指标

（一）社区诊断的内容

1. 了解社区卫生问题及其范围与严重程度　采用描述流行病学的方法，通过问卷、座谈等方式，调查当地居民的健康状况社区的环境状况。了解社区卫生问题及其范围与严重程度。

2. 确定应优先解决的社区卫生问题　一个社区或一个人群在一定时期内所面临的卫生问题往往是众多的。必须根据健康问题的普遍性、严重性和可行性等原则来明确优先的问题，对其施加必要的干预措施，最大限度地发挥有限资源的作用。

3. 明确目标人群有关特征　人口学特征指标如人口数量与结构、人口的自然增长率等；人群健康状况指标如死亡率、死亡原因构成、发病率、患病率等；人群的主要危险因素，如吸烟、饮酒、社区人群的健康信念、求医行为等。

4. 明确社区可供利用的资源　社区卫生服务的资源不仅仅来源于卫生机构，政府、社区、其他组织乃至居民的资源均可用于社区卫生服务工作。社区内可用于解决健康问题的资源主要包括：

（1）经济资源：包括社区整体的经济状况、产业性质、公共设施及交通状况等。注意经济分布及可供利用的情况。

（2）机构性资源：包括医疗保健机构、社会福利机构、社会慈善机构、文化教育机构，社会团体如工会、协会等。

（3）人力资源：包括各类医务人员和卫生相关人员，如行政人员、居民委员会人员、宗教人员等。

（4）社区动员的潜力：包括社区居民的社区意识、社区权力结构及运用、社区组织的活动、社区负责人与居民对卫生事业的关心程度及社区人口素质与经济能力等。

（二）社区观察指标

1. 反映社区经济的主要指标 社区年生产总值、人均收入、就业率、人均居住面积、15 岁以上人口文盲率、识字率、初中学生升学率等。

2. 反映社区卫生条件指标 居住条件、基本卫生设施（卫生厕所、安全饮用水等）、摄入的主要营养量、大气、水、土壤等指标。

劳动卫生条件：劳动强度、接触有毒、有害职业人口比例、企业基本劳动保护投放、定期查体和休息制度、职业病与职业中毒的发病率等。

3. 反映社区人群健康指标 包括人口指标：人口数、性别比、人口构成；生育指标：粗出生率、育龄妇女生育率；发育营养状况指标：发病率、患病率、因病伤缺勤率、疾病顺位情况（前五位）；死亡及寿命指标：粗死亡率、婴儿死亡率、围产期死亡率、婴幼儿死亡率，五岁以下儿童死亡率，以及主要死亡原因顺位（前十位）；平均期望寿命、健康寿命、劳动寿命、去死因寿命等。

4. 反映社区卫生服务需要的内容 医疗需要量指标：每千人两周患病人数、每千人两周患病日数、每人每年卧床日数、每人每年休工日数；卫生资源指标：每万人口医生数、每万人口护士数、每万人口药剂师数、每人每年卫生事业费（元）、卫生费用占有国民收入比例（％）、每年人口床位数、千元以上医疗设备数、医务人员学历、年龄构成；卫生服务利用指标：每千人口两周就诊人数、每千人口两周就诊次数、每千人口一年住院人数、每千人口一年住院日数、患者利用卫生服务比例（％），以及门诊人次、住院人次、住院使用率、周转率、大型设备利用程度。

5. 反映社区卫生行为方面内容 卫生行为方面由于涉及不同地域、不同文化层次、社会阶层、生活习惯以及心理因素较多，对健康影响的行为难以量化，对群体而言有吸烟率、人均吸烟量、经常饮酒人在人群中的比例、人均酒精消耗量、刷牙者人口比例以及不良性行为等。

6. 其他指标与资料 社区地形地貌，气象资料，生产劳动情况以及该社区与另一社区差异性所导致人群健康与疾病特点。

（三）社区诊断的资料来源

1. 统计报表 这是国家规定的报表，由国家统一设计，由医疗机构定期逐级上报，提供居民健康的状况和医疗卫生机构工作的主要数字，作为制定卫生工作计划与措施、检查与总结工作的依据。如疫情报表、职业病报表等。报表要做到完整、准确、及时。

2. 医疗卫生工作记录和报告卡片　如病历、医学检查记录、经常性的卫生监测记录、健康检查记录等。这些资料常会出现漏报、重复和项目不清等情况，必须使医疗卫生人员认识到原始记录正确、完整的重要性，了解每个项的填写要求，认真填写。

3. 社区调查　可根据所想了解的社区居民的健康状况与问题及其影响因素，进行全面的社区调查及筛检，或进行抽样调查。社区调查的优点为针对问题、针对需要，但必须具备流行病学调查的能力。

第四节　社区诊断的步骤及常用方法

（一）社区诊断的步骤

1. 确定社区诊断的目标

2. 确定目标社区和目标人群　目标社区可以根据地理区域或特定人群来界定，目标人群根据社区诊断的目的和内容来界定。

3. 收集资料　所需收集的资料类型与范围，主要根据研究目的与类型确定。可有定性资料也可有定量资料，既可是人口特征资料，也可是特殊资料。

4. 提出初步的卫生服务需求　将所收集到的资料进行整理和分析，针对不同人群，通过多种途径与方式，展示初步的研究结果。引起人们关注该问题。

5. 决定优先解决的卫生问题　一个社区或一个人群，在同一时期所面临的卫生问题往往是众多的。决策者必须根据以下几个基本原则确定优先解决问题。

（1）普遍性：即所确定的优先要解决的卫生问题在社区的人群中普遍存在，通常是以某种卫生问题发生频率的高低来表示。

（2）严重性：即该卫生问题对社区内居民的健康状况影响很大，造成的后果较为严重。

（3）紧迫性：即该卫生问题已经引起了政府的强烈关注，国家出台了相应的政策，要求必须在近期内解决的问题。

（4）可干预性：即该卫生问题能够通过某些特定的措施或活动加以解决或改善。

（5）效益性：即在相同固定的资源条件下，解决该卫生问题所取得的社会效益与经济效益均最佳，也就是具有较高的成本效益。

6. 考虑干预的可行性　一旦确定了社区卫生问题的优先顺序，应制订解决该问题的计划，如干预的时间、经费、效果、可利用的资源等。

7. 写出诊断报告　报告中应包括开展社区卫生诊断的背景、社区卫生诊断的内容、社区卫生问题的解决措施等。

（二）社区诊断常用的方法

社区诊断常常采用定性研究和定量研究相结合的方法，常用的方法如下。

1. 定性研究

（1）观察法：是指通过对事件或研究对象的行为进行直接的观察来收集数据的方法。观察法可分为参与观察和非参与观察。

参与观察是指观察者要深入到被观察对象的日常生活中，将自己视为他们中的一员，通过仔细的体验和观察，获取研究对象的表征、态度、生活行为习惯和有关健康方面的第一手资料。这类观察可能采取两种形式，一种是隐蔽观察，即参加到各种活动之中却不暴露自己的观察身份，目的是不影响被观察者的行为和语言；另一种是非隐蔽性的参与观察，这种观察是对被研究对象不隐匿自己的身份，并通过对方的支持，尽可能地为研究者提供方便，使研究者较充分地掌握第一手资料。

非参与观察指观察者只观察事件的发生情况，不参与观察对象的活动，仅以一个旁观者的身份出现。

观察法的优点是：①常常可以获得其他方法不易获得的资料；②观察法的收缩性较大，有充裕的时间与被观察对象接触；③有利于进行纵向研究，发现一些现象的倾向性。其缺点是：①对观察者的要求很高，须掌握地方方言及较高的调查技巧；②难以了解被观察者行为深层次的原因；③对于环境因素难以控制；④观察结果一般是定性的，统计分析比较困难，且难于重复调查；⑤参与性观察常常要花费较长的时间；⑥观察研究的样本较小。

（2）深入访谈法(也称非正式的访谈或记者采访法)：是调查员首先拟订

好访问提纲，通过对研究对象的深入交谈了解其对某些问题的想法、感觉与行为的方法。深入访谈法可分为个别访谈法和集体访谈法。

个别访谈法是仅指访谈对象是单个人的情况下的访谈。集体访谈法是多人同时作为访谈对象。

深入访谈法的优点是：①根据被调查者的问答，随时提出新的问题逐步深入主题；②具有较大的灵活性与开放性；③可使采访者在轻松的环境中进行；④可以控制访谈的主题，随时调整谈话的顺序，对复杂的问题可以收到较好的效果；⑤可以获得较为真实和深入的资料。其缺点是：①保密性差；②易受观察者主观因素的影响，产生偏差；③深入访谈获取的资料不易作统计学分析，因此使用受限制，常用于定量研究前不知道问题的答案时，或作为某些研究的预试验；④集体访谈法有时还会产生"团体压力效应"；⑤访谈法的范围常受到限制；⑥对访谈员要求较高。

（3）专题小组讨论：是通过召集同类人员对某一研究议题进行讨论，其目的是利用小组成员相互启发、共同讨论的特点来发掘他们行为发生的原因。

专题小组成员的要求：①有共同特征或共同兴趣；②其年龄、性别、资历相对集中；③成员间最好彼此之间不熟悉；④小组的成员必须对所涉及的议题发表意见，且乐于与其他参与者交流；⑤尽可能照顾到样本的代表性。每个小组的人数以 8~10 人为宜，便于参与者间相互交流。

专题小组根据研究的目的准备好讨论提纲，议题不宜太多，讨论时间以 1~1.5 小时为宜，讨论完毕，进行分析解释。讨论会场选在与会者感到轻松没有压力的地方，座位以围坐的形式最好，并准备一些茶水、糖果和小礼品等。

2. 定量调查　社区卫生服务需求的定量调查往往是通过问卷作为收集资料的工具向调查对象收集有关疾病、健康、医疗服务等信息。

（1）结构式访谈：是指调查者根据事先设计的调查表格或问卷对调查对象逐一进行询问来收集资料的过程。其基本特征是有详细的调查表和进行面对面的访问。

结构式访谈优点：①具有灵活性：访谈员可以针对问卷中易引起误解或不理解的内容进行必要的说明，并可在访谈中随时纠正和完善被访谈者对问题的回答；②对被访者的文化要求不高；③问卷回收率较高；④获取非文字信息：在访谈过程中，访谈员可以根据被访者的姿势、语气、表情、反应等非文字信息来判断其回答的真实性；⑤易控制访谈的环境，避免第三者对访谈的影响；⑥结构式访谈可以对调查的问题进行详细的说明和必要的解释，因此可以在问卷中列入较为复杂的问题。

结构式访谈缺点：①组织工作复杂；②耗时、人力和物力；③易产生访谈偏差：在访谈中如果访谈员的素质不高或没有进行足够的培训，就可能出现访谈偏误；④保密性差，有时被访者对一些敏感问题可能拒答或不真实地回答；⑤适用范围受地理因素的影响。

（2）自填问卷法：调查对象按照研究者设计的问卷和填写要求，根据个人的实际情况或想法，对问卷中提出的问题逐一回答，并将答案自己填写在问卷上。自填问卷法具有以下一些特点：①一般不需要访谈员或调查员，问卷由调查对象自己按照要求来填写；②问卷指导语要详细、易懂、大众化，以便调查对象能在阅读它们后很容易填写问卷；③问卷的内容简单易懂、语言要通俗化；④问卷的内容不宜过多，一般以答卷时间 15～20 分钟为佳，最多不要超过 30 分钟；⑤要求调查对象有一定文化程度，阅读和书写能力；⑥节省时间、人力、物力；⑦填表法获取的数据都是定量化数据，容易进行统计分析，得出较为科学的结论。根据研究者或调查者是否在填表现场，可以将填表法分为信访法和现场自填法。

1）信访法：是指研究者将设计完毕的问卷邮寄给调查对象，调查对象再按照要求填写完毕后邮寄给研究者的收集资料方法。信访法除了自填法的一般特点外，还具有以下特点：①调查范围不受地理因素约束，适用于居住较为分散的调查对象。②调查对象不受时间和地点的限制，在自己方便的时候回答问题。③信访法有较高的匿名性。④信访法灵活性较差，只能依据有限的填表说明。⑤不能收集到非文字资料，有时对填表者的回答很难分辨真假。⑥无法控制填写问卷的环境，如代笔、代答、共同回答、讨论回答等问题。⑦问卷的回收率较低，很难保证样本的代表性。

2）现场自填问卷法：是指研究者把问卷直接发放给调查对象，并一直待在填表现场，直到调查对象填写完毕把问卷收回为止的一种收集资料的方法。大多数的现场自填都是调查对象集中在一起进行的，也有少数是分散的。现场自填法与信访法相比，具有以下特点：①涉及一定的交通、有一些现场组织工作，但不需要培训调查员，因此在时间和费用上可能比信访法多，但比访谈法少；②灵活性较高，填表者遇到问题可向现场研究人员提问，一般获取的资料可靠性较高；③可控制填写问卷的环境，如防止代笔、代答、共同回答、讨论回答等；④问卷的回收率较高，可以保证样本的代表性；⑤可以发现遗漏的问题和回答有错误的问题，并得到及时的修正；⑥出于是现场自填，难免造成时间冲突；⑦调查对象因在有限的时间之内填写完毕，可能导致误答、误填，影响调查的准确性；⑧有一定的匿名性，但不如信访法，不适用于调查对象居住较为分散的调查。

3. 问卷设计要求

（1）问卷的结构

1）封面信：是一封致被调查者的短信，通常放在问卷的最前面。封面信的作用主要是取得被调查有的信任和合作。

2）指导语：又称填表说明，即如何正确填写问卷的一个详细说明，对问卷中可能引起疑问或多种理解的地方进行说明，目的是为了统一标准和便于统计分析。

3）问题及答案：是问卷的主体，问题从回答的形式上可以分为开放式问题和封闭式问题。

开放式问题指那些只有提问，而没有提供备选答案，被调查者可自由回答的问题。优点：可用于不知道问题答案有几种的情况；回答者可自由发挥，能收集到更多甚至是意外的信息；回答者可按自己喜欢的方式、不受限制、灵活地回答提问；当问题的答案太多时，用开放式提问较好。缺点：开放式问题可能得到一些与研究无关的信息；适用范围有限，回答者受文化水平和语言表达能力的限制；需花费较多的时间和精力；应答率低；所得到的结果较难统计分析。

封闭式问题在提问同时，提供两个及以上的备选答案，要求回答者按要求从中选择适合自己的答案。提供的备选答案遵循独立原则和穷尽原则优点：一般封闭式问题容易回答，节省时间，拒答率低，应答率高，不受文化程度限制，因而适用范围较广；对于一些敏感的问题，如经济收入等，用等级资料的方式划出若干等级让回答者选择，往往比直接用开放式问题更能获得相对真实的回答；封闭式问题列出答案实际上已经进行了归类，因而便于统计分析处理。缺点：有猜答和随便回答的可能，有时不能反映真实情况；答案设计有时不易做到穷尽，如果没有适合回答者的答案，调查者也无法发现；封闭式问题易发生笔误，例如本想选答案②，结果却圈了③，这类错误无法区分。

开放式问题在适用范围和统计分析等方面存在缺陷，因此目前的问卷调查多以封闭式问题为主。但在不知道问题答案、答案过多、要深入了解某一问题或要发现新线索或预调查时，可用开放式问题。在实际应用中往往采用两者相结合的方法。

4）资料的登记：如问卷的名称、编号、被调查者的姓名、住址、调查日期、调查员的姓名、问题和答案的编码等，而较重要的是计算机编码。编码是指计算机能够识别的代码，便于用计算机进行统计处理和分析。

（2）问卷设计的原则：一份高质量的问卷既要准确收集到所需要的资料，又要适合被调查者，取得其合作与支持，因此在设计问卷时就要遵守一定的原则。

1）目的原则：一般说来，问卷中的内容须按研究或调查的目的来设计。即问卷中的每一个问题都应与研究目的相关。

2）题量适度原则：问卷中的问题数量要适宜，完成一份问卷的时间不应过长，一般不超过 30 分钟，最好在 20 分钟以内。

3）不列入原则：一些敏感性问题或者是调查对象禁忌的问题不宜列入问卷，另外答案容易集中在某一方面的问题也不宜列入。因为这些问题不能区别不同的被调查者，而没有分析价值。

4）易回答原则：问卷的问题和答案用词必须简明清楚、恰当准确，易理解。问题的描述应具体而不抽象，尽量避免用含糊语言与词汇、避免用专业性术语或俗语以及避免过多的修饰等，以免不易被人理解。

5）中性原则：如果研究者把自己的观点和倾向带入问卷，产生诱导性提问，从而人为地增加某些回答的概率，产生偏误。

6）一事一问原则：如果一个问题中包含了两个或两个以上的概念，称为双重装填问题。对双重装填问题，有些应答者可能难以作出回答从而导致应答率下降。因此每个提问都只能包含一件事或一个单独的意思。

7）具体化原则：设计问卷时，应尽量避免抽象提问。

8）迂回原则：敏感性问题易引起回答者紧张和反感，因此在一般的问卷中，应尽量避免敏感性问题，对它们宜做专题研究。如果问卷确实要包括敏感问题．在设计时，还可采取迂回提问，避免直接提问，并适当诱导。

模拟试题测试，提升应试能力

一、名词解释

1. 社区诊断
2. 参与观察
3. 结构式访谈
4. 封闭式问题

二、填空题

1. 社区诊断常常采用_____和_____相结合的方法。
2. 观察法可分为_____观察和_____观察。
3. 深入访谈法可分为_____访谈法和_____访谈法。
4. 问卷的结构包括_____、指导语、_____、资料的登记。
5. 专题小组讨论人数以_____人为宜，讨论时间以_____小时为宜。

三、选择题

A_1 型题

1. 社区诊断的目的不包括的是（　　）

A. 发现社区存在卫生问题　　　　B. 制定个人综合服务计划

C. 确定让区卫生问题的优先权　　D. 为制订社区卫生服务计划提供资料

E. 动员全社区的力量参与社区卫生服务计划的指定与实施

2. 关于社区诊断，叙述不正确的是（　　）

A. 社区诊断又称社区需求评估

B. 社区诊断与流行病学诊断没有区别

C. 了解居民的卫生需求属于社会学诊断内容

D. 社区诊断的目的在于明确需优先解决的卫生问题

E. 社区诊断要了解现有的社区发展政策

3. 社区资源不包括（　　）

A. 社区卫生服务资源　　　B. 机构性资源　　　C. 人力资源

D. 经济资源　　　　　　　E. 社区动员潜力

4. 社区诊断的重点是（　　）

A. 明确社区内最难解决的健康问题

B. 了解社区可利用的资源

C. 确定社区内需优先解决的卫生问题

D. 了解社区解决卫生问题的能力

E. 为政府及卫生行政部门等制订社区卫生相关政策提供重要依据

5. 社区诊断的资料来源不包括 （　　　）

A. 健康档案记录　　　　　　B. 社区出生登记资料

C. 询问病史　　　　　　　　D. 横断面调查资料

E. 环境监测记录

6. 关于社区诊断手段，以下说法正确的是 （　　　）

A. 病人病史的收集

B. 病人的体格检查

C. 实验室检查

D. 运用社会学、人类学和流行病学的研究方法

E. 运用社会经济学的研究方法

7. 社区诊断的常用定性研究方法是 （　　　）

A. 观察法　　　　　B. 个人深入访谈　　　　C. 专题小组讨论

D. 选题小组讨论　　E. 以上均是

8. 确定社区优先解决的卫生问题时，主要考虑的方面是 （　　　）

A. 问题的普遍性　　B. 严重性　　　　　　　C. 紧迫性

D. 可干预性　　　　E. 以上均是

9. 目前社区卫生调查主要采取 （　　　）

A. 普查　　　　　　B. 定性调查　　　　　　C. 定量调查

D. 问卷调查　　　　E. 信访

10. 定量调查常采用哪种方式进行 （　　　）

A. 观察　　　　　　B. 专题小组讨论　　　　C. 计算

D. 问卷　　　　　　E. 专家讨论

11. 以下哪项是全科医疗服务的投入的评价指标 （　　　）

A. 每千人口全科医生　B. 辅助检查阳性率　　　C. 转诊率

D. 门诊确诊率　　　　E. 治愈率

12. 问卷的缺点不包括 （　　　）

A. 客观性差，有时效率较低

B. 所获得资料不适于计算机处理

C. 难以评判回 答者的误解或错误

D. 不适于文盲人群

E. 问卷设计不好，将影响整个调查质量，很难补救

13. 封闭式问卷缺点（　　　）

A. 回答的准确性受到一定的限制

B. 资料有时不能反映真实情况

C. 拒答率高

D. 不易觉察到回答者对问题的误解

E. 无法发现笔误

14. 社区诊断的问题呈现为（　　　）

A. 危害人群健康的状况　　　　　　　　B. 事件反应状况

C. 居民反映的问题　　　　　　　　　　D. 社区调查的问题

E. 日常遇到的问题

15. 社区的经济资源不包（　　　）

A. 经济状况　　　　　　　　　　　　　B. 产业性质

C. 公、私医疗机构资源　　　　　　　　D. 公共设施

E. 交通状况

A_2 型题

16. 社区护士选择了某个社区，对该社区老年人血压情况进行判断，则属于（　　　）

A. 个人诊断　　　　　B. 临床诊断　　　　　C. 社区诊断

D. 人群诊断　　　　　E. 以上都不是

17. 社区护士当遇到深度访谈中对问题所知不多时常采用（　　　）

A. 专题调查　　　　　B. 定量调查　　　　　C. 半定量调查

D. 定性调查　　　　　E. 以上都不是

18. 社区诊断中收集资料的方法不包括（　　　）

A. 访谈法　　　　　　B. 观察法　　　　　　C. 问卷调查法

D. 案例研究法　　　　E. 小组讨论

19. 在卫生调查工作收集中，作为社区卫生调查资料的重要来源，能全

面地、经常地反映卫生机构工作与居民的健康状况的是（　　　）

 A. 问卷调查资料 B. 统计报表   C. 科研调查

 D. 经常性工作记录 E. 报告卡片

20. 社区卫生调查如要获得人群发生某事件的数量指标，收集资料常采用（　　　）

 A. 线索调查   B. 定量调查   C. 半定量调查

 D. 定性调查   E. 专题调查

A_3 型题

（21～24 题共用题干）

某调查小组要了解某社区中 60 岁以上老年人的抽烟情况，判断此社区老年人抽烟情况是否比一般老年人高。工作中采用了访谈法现场自填问卷法。

21. 影响访谈调查质量及完成情况的一个主要因素是（　　　）

 A. 访谈的内容   B. 访谈的方式

 C. 被调查者的文化素质   D. 访谈员的技术水平

 E. 访谈的时间、地点

22. 关于访谈法的优点，正确的是（　　　）

 A. 有较高的回答率 B. 节省时间 C. 节省费用

 D. 调查范围广   E. 以上都是

23. 一般情况下问卷应在多长时间内完成，否则会影响应答的效率（　　　）

 A. 20 分钟   B. 30 分钟   C. 40 分钟

 D. 50 分钟   E. 1 小时

24. 问卷的主体通常包括（　　　）

 A. 标题、内容和日概率调查期   B. 标题、内容

 C. 单选和问答   D. 封面信和问卷主体

 E. 封面信、单选和问答

A_4 型题

（25、26 题共用题干）

社区护士在设计问卷时，答案是问卷的主体，应分别包括一定题量的开放式问题和封闭式问题。

25. 封闭式问卷的优点是（　　　）

 A. 容易回答，节省回答时间

B. 资料有时不 能反映真实情况

C. 无法发现笔误

D. 可以用于不知道问题答案的几种情况

E. 适用范围有限

26. 开放式问卷的缺点是（　　　）

A. 容易回答，节省回答时间

B. 资料有时不 能反映真实情况

C. 无法发现笔误

D. 可以用于不知道问题答案的几种情况

E. 适用范围有限

四、简答题

1. 社区诊断的目的主要包括哪些？

2. 社区诊断的资料来源有哪些？

3. 简述社区诊断的步骤。

4. 社区诊断的意义有哪些？

5. 谈谈设计问卷时就要遵守的原则有哪些 ？

6. 观察法的优缺点有哪些？

7. 专题小组成员有哪些要求

8. 结构式访谈优点有哪些？

（廖晓春）

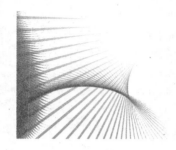

参考答案

第一章

一、名词解释

1. 社区：是指由若干社会群体（家族、氏族）或社会组织（机关、团体）聚集在某一个地域里所形成的在生活上相互关联的大集体。

2. 社区卫生服务：是社区建设的重要组成部分，是在政府领导、社区参与、上级卫生机构指导下，以基层卫生机构为主体，全科医师为骨干，合理使用社区资源和适宜技术，以人的健康为中心、家庭为单位、社区为范围、需求为导向，以妇女、儿童、老年人、慢性病人、残疾人等为服务重点，以解决社区主要卫生问题、满足基本卫生服务需求为目的，融预防、医疗、保健、康复、健康教育、计划生育技术服务功能等为一体的，有效、经济、方便、综合、连续的基层卫生服务。

3. 社区护理：是将护理学与公共卫生学理论相结合，用以促进和维护社区人群健康的一门综合性学科。

二、填空题

1. 社区构成的最基本要素包括（人群）和（地域）。

2. 我国社区可分为（农村社区）和（城市社区）。

3. 社区卫生服务工作中的"六位一体"是指（预防）、（医疗）、（保健）、（康复）、（健康教育）、（计划生育技术指导）。

三、选择题

1-5 ABDBB　6-10 CEEED　11-15 CBDDD

四、简答题

1. 社区的功能有哪些？

（1）社会化功能。

（2）生产、分配及消费的功能。

（3）社会参与和归属的功能。

（4）社会控制功能。

（5）相互支持及福利功能。

2. 社区卫生服务的特点有哪些？

（1）服务对象的广泛性。

（2）服务的内容的综合性。

（3）贯穿生命全程的连续性。

（4）满足居民卫生服务需求的可及性。

3. 社区护理的特点有哪些？

（1）以健康为中心。

（2）以人群为主体。

（3）有高度的自主权和独立性。

（4）工作的长期性、连续性和可及性。

（5）多部门协调合作提供综合服务。

4. 社区护士的角色有哪些？

（1）护理提供者。

（2）咨询者。

（3）教育者。

（4）卫生服务协调者。

（5）管理者。

（6）研究者。

（7）社区资源的开发者。

（8）社区居民的代言人。

5. 社区护士具备的能力有哪些？

（1）人际交往和沟通能力。

（2）组织管理能力。

（3）实际操作能力。

（4）综合分析能力。

（5）健康教育能力。

（6）领导决策能力。

（7）独立判断、解决问题的能力。

（8）预见能力。

（9）调研、科研能力。

（10）自我防护能力。

6. 简述我国社区护士的要求。

（1）具有国家护士执业资格并经注册。

（2）通过地（市）级以上卫生行政部门规定的社区护士岗位培训并经考核合格。

（3）独立从事家庭访视护理工作的社区护士，应具有在医疗机构从事临床护理工作 5 年以上的工作经验。

第二章

一、名词解释

1. 环境污染：指自然的或人为的向环境中添加某种物质而超过环境的自净能力而产生危害的行为。

2. 水体污染：人类活动排放的污染物进入水体，超过了水体自净能力，使水的组成、生态恶化，降低了水体的使用价值，甚至对人的健康带来了危害，称为水体污染。

3. 食品污染：是指食品在生产、加工、贮存、运输及销售过程中受到外来有害物质的污染，造成食品安全性、营养性、感官性状发生变化，从而改变或降低食品原有的营养价值和卫生质量，并对机体产生危害。

4. 食品添加剂：是指为改善食品品质的色、香、味以及防腐和加工工艺的需要而加入食品中的化学合成物质或者天然物质。

5. 食物中毒：是指食用了被生物性、化学性有毒有害物质污染的食品，或者食用了含有毒有害物质的食品后所出现的急性、亚急性食源性疾患。

二、填空题

1. 自然环境因素包括（生物因素）、（化学因素）和（物理因素）。

2. 严重的环境污染叫（公害）。

3. 环境由（自然环境）和（社会环境）组成。

4. 自然环境有害因素对健康的损害包括（急性危害）、（慢性危害）、（远期危害）、（非特异性危害）。

5. 常见的空气化学污染物有（二氧化硫）、（氮氧化物）、（飘尘）、（二氧化碳）、（一氧化碳）、（多环芳烃）。

三、选择题

1-5 AAEBB　6-10 CADDE　11-15 CBBDA　16-17 BD

四、简答题

1. 饮用水的基本卫生要求有哪些？

（1）水中不得含有病原微生物，保证流行病学的安全性。

（2）水中所含的化学物质不得对人体健康产生危害。

（3）水的感官性状良好。

（4）水量充足，取用方便。

2. 简述食物中毒的调查和处理

（1）食物中毒的调查

1）了解中毒发生的时间及经过情况，中毒人数及严重程度，初步确定引起中毒的可疑食品。

2）查明患者的发病时间及主要临床表现，积极抢救、治疗患者，促使毒物尽快排出，并采取对症处理和特殊治疗。

3）对可疑食品的剩余部分，患者的吐泻物及其他可疑物品应及时采样送检。

（2）食物中毒的处理

1）立即向当地卫生防疫站和有关部门报告。

2）立即封存可疑食物。

3）追究相关责任，总结经验教训。

第三章

一、名词解释

1. 流行病学：是研究人群中疾病与健康状况的分布及其影响因素，并研究防治疾病及促进健康的策略和措施的科学。

2. 散发：是指某病在一定地区的发病率呈现历年来的一般水平。

3. 流行：是指某地区某病发病率明显超过历年的散发发病率水平。

4. 大流行：是指疾病在一定时间内迅速蔓延、涉及地域广，发病率远远超过一般流行水平。

5. 暴发流行：是指一个局部地区或集体单位的人群中，短时间内突然发生许多临床症状相似的患者。

6. 描述性研究：又称描述流行病学，是将专门调查或常规记录所获得的资料，按照不同地区、不同时间和不同人群特征分组，以展示该人群中疾病或健康状况分布特点的一种观察性研究。

7. 分析性研究：也称分析流行病学它是进一步在有选择的人群中观察可疑病因与疾病和健康状况之间关联的一种研究方法。

8. 现况研究：又称横断面研究或患病率研究，是描述性研究中应用最为广泛的一种方法。是指在某一人群中，应用普查或抽样调查的方法收集特定时间内、特定人群中疾病、健康状况及有关因素的资料，并对资料的分布状况、疾病与因素的关系加以描述。

9. 普查：在特定时间对特定范围内人群中的每一成员进行的调查。

10. 抽样调查：按一定的比例从总体中随机抽取有代表性的一部分人（样本）进行调查，以样本统计量估计总体参数，称为抽样调查。

11. 筛检：是指通过快速的检验、检查或其他措施，将可能有病但表面上健康的人，同可能无病的人区别开的方法。

12. 生态学研究：是在群体水平上研究各种因素与疾病之间关系的方法，即以群体为观察和分析单位，通过描述不同人群中某因素的暴露情况与疾病的频率来分析两者之间的关系。

13. 病例对照研究：是选择患有和未患有某特定疾病的人群分别作为病例组和对照组，调查各组人群过去暴露于某种或某些可疑危险因素的比例或水平，通过比较各组之间暴露比例或水平的差异，判断暴露因素是否与研究的疾病有关联及其关联程度大小的一种观察性研究方法。

14. 队列研究：是将一个范围明确的人群按是否暴露于某可疑因素或暴露程度分为不同的亚组，追踪各组的结局并比较其差异。从而判定暴露因素与结局之间有无关联及关联程度大小的一种观察性研究方法。

二、填空题

1. 疾病的三间分布是指（疾病的地区分布）、（疾病的时间分布）和（疾病的人群分布）。

2. 描述疾病频率的指标有（发病率）、（患病率）、（罹患率）、（感染率）。

3. 观察法包括（描述性研究）和（分析性研究）。

4. 抽样方法有（单纯随机抽样）、（系统抽样）、（分层抽样）、（整群抽样）、（多级抽样）等。

5. 误差有（系统误差）、（随机测量误差）、（随机抽样误差）、（过失误差）四种。

三、选择题

1-5 BDACB　6-10 CDBAE　11-15 DCACC　16-17 DB

四、简答题

1. 病例对照研究的特点有哪些?

（1）该研究只是客观地收集研究对象的暴露情况，而不给予任何干预措施，属于观察性研究。

（2）病例对照研究可追溯研究对象既往可疑危险因素暴露史，其研究方向是回顾性的，是由"果"至"因"的。

（3）病例对照研究按有无疾病分组，研究因素可根据需要任意设定，因而可以观察一种疾病与多种因素之间的关联。

2. 队列研究的特点有哪些?

（1）属于观察性研究：暴露是否客观、自然存在于研究人群的，不可随机分配。

（2）设立对照组：把非暴露组或暴露的低水平组作为对照。

（3）在时序上是由"因"至"果"，属于前瞻性研究。

（4）由于研究对象是根据研究开始时是否暴露分组的，并随访观察研究结局的发生情况。

因此，能准确计算结局的发生率，并估计暴露人群发生某结局的危险程度，从而判断两者之间的因果关系。

3. 描述医学统计资料的类型。

（1）计量资料：又称定量资料，是指用定量的方法测定观察单位（个体）某项指标数值的大小，所得资料称为计量资料。一般有度量衡单位，如身高（cm）、体重（kg）、血压（kPa）等属于计量资料。计量资料常用平均数、标准差、标准误等指标进行描述；用 t 检验、方差分析、相关回归等统计方法进行分析。

（2）计数资料：又称定性资料，是指将观察单位按某种属性或类别分组，清点各组的观察单位数，所得的资料称为计数资料。如实验结果的阴性、阳性，治疗结果的治愈、未治愈等。计数资料常用率、构成比、相对比等指标进行描述；用 u 检验、卡方检验、等级相关等统计方法比较和分析。

（3）等级资料：是指将观察单位按某种属性的不同程度分组后，再清点各组的观察单位数，所得的资料称为等级资料。如观察某药疗效，结果可分为治愈、显效、好转、无效 4 个等级。

第四章

一、名词解释

1. 护理模式：是从护理角度阐述护理内涵的基本概念和理论框架，并围绕护理这一核心所进行的概括陈述。

2. 社区护理诊断：是对个人、家庭及社区现存的或潜在的健康问题的判断，它是社区护士制定护理措施的依据。

二、填空题

1. 常见的社区护理收集资料方法主要有（实地观察法）、（查阅文献法）、（问卷调查法）、（访谈法）、（护理体检）。

2. 社区护理干预重点的四条基本原则：（严重性）、（可预防性）、（有效性）、（可行性）。

3. PES 公式，P 即（健康问题）、E 指（病因）、S 指（症状和体征）。

4. PIO 格式，即问题（Problem）——措施（Intervention）——结果（Outcome）的格式记录。

三、选择题

1-5 BECCE　　6-10 CCAAD　　11-14 ACEB

四、简答题

在社区护理程序中为什么要进行社区护理评估，评估的内容主要包括哪些方面？

答：社区护理评估是护理程序的第一步骤。社区护理评估是指立足于社区，收集、记录、核实、分析、整理社区的个人、家庭或者群体的健康状况的资料的过程，是确定护理对象健康状况的基础。

社区评估的内容包括社区环境、社区人群健康状况和社区资源等。

第五章

一、名词解释

社区健康教育：是指以社区为单位，以社区人群为教育对象，以促进社区居民健康为目标，有组织、有计划的健康教育活动。

二、填空题

1. 影响健康的因素包括（生物学因素）、（环境因素）、（卫生服务因素）、（行为与生活方式因素）。

2. A 型行为其核心行为表现为（不耐烦）、（敌意）及（时间紧迫感）。其冠心病发病率、复发率和致死率均比常人高（2-4）倍。C 型行为的核心行为表现为（情绪好压抑），（性格好自我控制），（表面处处忍让，内心强压怒火），（爱生闷气）。其宫颈癌、胃癌、食道癌、结肠癌、肝癌、恶性黑色素瘤等的发病率都比正常人高（3）倍左右。

3. 健康信念模式分为三个主要部分：（个人感知）、（修正因素）、（行为可能性）。

4. 健康教育评价可以分为 3 种：（即时评价）、（阶段评价）及（效果评价）。

5. 某范围内接受某种形式健康教育的人数/该范围内总人数×100% 是指（健康教育覆盖率）

6. 健康教育的形式依据目的任务、活动性质和干预手段的不同，可分为三大类：（信息传播类）、（行为干预类）、（行政干预类）；按功能特点可分为四种：分别是（语言教育）、（文字教育）、（形象化教育）、（电化教育）。

三、选择题

1-5 CABDB　6-10 CEDBC　11-15 ABCAB　16 D

四、案例分析题

某社区有常住人口 2.5 万，居民以工人为主，初中及以下文化程度者占 68.5%，大多数家庭经济处于中下等水平。据调查，该社区成年男性吸烟率 58.4%，饮酒率 50.7%，社区内无公共文体设施。小王作为该社区的一名护士，被委派为该社区制定一套关于戒烟/酒的健康教育方案。假设你是小王，请回答：

1. 你制定健康教育方案的主要步骤有哪些？

主要步骤包括社区健康教育评估、诊断、计划、实施及评价。

第一，评估该小区的以下几个方面：该小区居住人群的生理状况、心理状况、生活方式（尤其是吸烟、饮酒等生活习惯）、学习能力（主要是初中级以下文化程度，文化水平偏低）、生活环境（社区内无公共文体设施）等方面。

2. 针对以上人群，你将选择哪些健康教育方法或形式？

考虑到文化水平偏低，主要采用语言教育的形式，配合文字教育、形象化教育和电化教育。

（1）语言教育包括：

1）口头交谈：通过面对面谈话，传递信息，交流情感，进行行为指导。具有简便易行，针对性强和反馈及时的特点。是入户家访和个别教育的基本形式。

2）健康咨询：以单独或现场咨询的形式解答咨询者提出的有关健康问题，帮助他们解除疑虑，做出行为决策，保持或促进身心健康。此方式应由有经验的相应的专业人员承担。

3）专题讲座：通过组织集体听课或办学习班的形式，由专业人员就某一专题进行讲课，此方式专业性、系统性、针对性强，目的明确，内容突出。

4）小组座谈：一般人数在 6～20 人之间。

（2）文字教育可采用：卫生标语、卫生传单、卫生小册子、折页、卫生报刊、卫生墙报、卫生专栏、卫生宣传画。（3）形象化教育：常有图片、照片、标本、模型、示范、演示等。其特点是直观性、真实性强，如身临其境，印象深刻，而加强健康教育的效果。

（4）电化教育：包括利用职业性信息传播机构的广播、电视、电影等传媒手段，以及投影、幻灯、VCD、录音带、录像带等电化教材。

3. 针对以上人群，你将从哪些方面进行健康宣教？

主要从禁烟、戒酒两方面进行，首先讲解和宣传饮酒和吸烟的危害，让居民了解其危害性，激发居民戒烟戒酒的意愿；其次，告知居民戒烟戒酒的具体方法。（结合案例，自行拓展）

第六章

一、名词解释

1. 心理卫生：是指人在知、情、意、行为方面的正常状态，主要包括正常的智力水平、良好的性格、稳定的情绪、坚强的意志、和谐的人际关系等方面的综合表现。

2. 社区心理卫生：是指应用社会心理学理论、研究方法和临床医学、预防医学等医疗技术，对社区人口中的心理疾病进行预防、治疗、康复，并为社区范围内的居民提供相应和必要的心理卫生服务。

3. 心理健康：是指个人能以积极有效的心理活动、平稳正常的心理状态，对当前和发展中的社会环境保持良好的适应功能。

4. 心理自我管理：是指个人为维持心理健康的需要自己所进行的健康活动。

二、填空题

1. 心理卫生包括（心理卫生学）（心理卫生工作）（心理健康状态）三个层面的内容。

2. 心理卫生保健一级预防又称（全盘性的预防）工作，是（健康危害发生前期），具体内容包括（促进心理健康）和（预防疾病）。

3. 儿童期是（智力开发）的最佳时期，也是激发（自我实现趋向）的关键时期，是培养兴趣、发掘潜能、（建立自信）的最好时机。

4. 青春期是由儿童向（成人）过渡的特殊时期。此时他们处于非常（不稳定、不平衡）的状态。如果没有良好的社会条件和及时正确的引导，他们的（情绪生活）（行为活动）和（性格特征）就有可能出现问题，造成各种不良心理反应。

5. （中年期）是一生中身心负担最沉重的时期。社会和家庭要求中年人负起种种义务和责任，如何成功地适应并承担（各种角色）是中年人社会适应的重要问题。

6. 残疾人作为一个特殊的人群，有着独特的心理特点，表现为（孤独感）（自卑感）和敏感自尊，情绪反应强烈。

三、选择题

1-5 ACADB　6-10 ACDBE　11-12 AB

四、简答题

1. 简述心理健康的评价标准。

（1）具有良好的心境和情绪的协调性

（2）具备一定的意志品质

（3）和谐的人际关系

（4）能动地适应环境

（5）保持人格完整

（6）个体言行符合年龄特征

2. 简述心理健康的自我管理的内容。

（1）学习有关心理健康医学知识，这是自我心理管理的基础。

（2）培养良好的性格，提高心理素质。

（3）建立健康科学的生活方式，这是免除一些疾病的根本方法。

（4）创造良好的家庭环境，对保持良好的心理环境有着积极的作用。

（5）建立个人心理健康档案，并做好定期自查、记录档案。

3. 简述青少年的矛盾心理。

（1）独立性和依赖性的矛盾。

（2）内心理想与现实的矛盾。

（3）坦率与封闭的矛盾。

（4）性意识与性道德矛盾。

（5）情感与理智的矛盾。

4. 社区心理卫生的目的。

（1）促进社区精神文明建设。

（2）促进社区居民的心理发展。

（3）通过心理卫生工作，提高社区居民的生命质量。

（4）预防心理疾病和和与心理社会因素密切相关的躯体疾病的产生。

（5）及时对心理问题进行干预和治疗，促进心理康复。

5. 简述心理卫生二级预防保健措施。

（1）早期发现：定期心理健康调查，居民自我心理健康评估检查，对居民进行危机干预。

（2）及时治疗：早期合理用药，防止各种暴力和意外发生，进行心理治疗。

6. 简述中年人的心理卫生保健措施。

（1）劳逸适度，饮食起居有节。

（2）学会自我心理调节，即当心理压力过重时，要从心理上进行主观调节，减少各种压力带来的消极影响。

（3）保持和巩固良好的个性，改变不良的个性。

（4）善于与周围的人保持良好的关系，维持一种融洽、正常的人际关系，使个体获得安全感，有助于减轻心理压力。

第七章

一、名词解释

1. 家庭生活周期：是指从夫妻组成家庭开始，到子女出生、成长、工作、结婚、独立组成家庭，夫妻又回到二人世界，最后夫妻相继去世。如此循环，新的家庭诞生，旧的家庭终结，形成家庭的周期循环。

2. 家庭结构图：是提供整个家庭的构成、健康问题、人口学信息、家庭生活事件、社会问题和信息的图示。

3. 家庭权力：指家庭成员对家庭的支配权、控制权以及影响力。

4. 家庭情感功能：家庭成员以血缘和情感为纽带，通过彼此的关爱和支持满足爱与被爱的需要，获得归属感和安全感。

5. 家庭资源：是指维持家庭的基本结构和功能、应对各种危机事件、满足家庭成员发展需求的物质和精神方面的支持。

二、填空题

1. 传统意义上的家庭是指有法定（婚姻）（血缘）（领养）及（监护）关系的人组成的社会基本单位。

2. 家庭结构包括（家庭外部结构）和（家庭内部结构）

3. 家庭发展任务多用美国（杜瓦尔）的（家庭生活周期）理论。

4. （经济功能）是家庭维系生活需要一定的经济资源，以满足多方面的生活需要。

5. 家庭访视分为（初次访视）和连续访视

6. 根据家庭发展理论，新婚阶段家庭的重要任务是双方适应及沟通，性生活协调及（计划生育）。

7. 家庭访视主要有 4 种类型，即评估性家访，预防、保健性家访，急诊性家访和（连续照顾性家访）。

8. 子女成人后离开家庭，夫妻二人共同生活，此时的家庭处于（空巢）期。

9. 初次家访的目的是与家庭成员建立（良好的信赖关系）。

三、选择题

1-5 AABCE　6-10 BDBCB　11-15 DCAED

四、简答题

1. 简述家庭访视的目的。

（1）及早发现家庭健康问题

（2）确认阻碍家庭健康的相关因素

（3）促使护理对象及其家庭成员积极参与

（4）提供针对性护理援助

（5）促进家庭功能

（6）提供健康教育

（7）与访视对象建立良好的信赖关系

2. 简述家庭访视前的准备工作。

（1）选择访视对象

（2）确定访视的目的和目标

（3）准备访视用品

（4）联络被访家庭：电话预约

（5）安排访视路线，留下去向

3. 简述制定家庭护理计划的原则。

（1）互动性，即家庭参与

（2）独特性，即对有相同健康问题的家庭实施的护理支持方法不尽相同

（3）可行性，即设立切实可行的目标，要考虑时间和资源限制以及家庭结构

（4）意愿性，即结合家庭价值观和卫生保健信念

（5）合作性，即与其他卫生保健人员合作，避免冲突，充分有效的利用资源

4. 简述家庭访视的安全对策。

（1）访视护士留下行程计划；

（2）对于突发事件应灵活应变，保护家庭成员的安全，如给予适当处理，同时报警或通知急救中心；

（3）利用熟练的专业技术来保证护理对象的安全；

（4）避免医疗纠纷，慎重对待无把握或没有定论的信息。

五、案例分析

某家庭为三口之家，夫妻均在某公司就职，丈夫在公司承担计算机软件设计工作，经常加班，工作压力较大，偶感头胀，心前区不适；妻子是某部门经理，事务性管理工作较多。他们的独生女儿7岁，上小学二年级。因双方工作忙碌，其女儿日常生活由务农的远房亲属照顾。请结合案例，回答以下问题：

（1）根据杜瓦尔的家庭发展理论，该家庭现处于哪一阶段？

答：有学龄期儿童

（2）该家庭此阶段的重要任务是什么？

答：儿童的身心发展、上学问题

（3）对该家庭进行健康教育的主要内容有哪些？

答：1）预防和监测常见慢性病

2）指导成人进行运动锻炼，注意劳逸结合

3）地常见的心理问题进行干预

第八章

一、名词解释

1. 生长：是指随着儿童年龄的增长，细胞繁殖、增大、细胞间质增加，表现为可测量的躯体或器官的增长。

2. 发育：指细胞、组织、器官功能的分化和演进，表现为体力、智力、心理、情绪和行为的发展完善。

3. 计划免疫：是根据小儿的免疫特点和传染病疫情的监测情况制定一定的免疫程序，有计划、有目的地将生物制剂接种到婴幼儿体内，从而起到预防、控制相应疾病的作用。

二、填空题

1. 根据不同发育阶段儿童期可分为（新生儿期）、（婴儿期）、（幼儿期）和（学龄前期）四个阶段。

2. 社区儿童健康检查于生后1年内检查5次（1、3、5、8、12个月），第2年3次（15、20、24个月），第3年2次（30、36个月）。

3. 儿童时期的发育遵循（由上而下）、（由近到远）、（由粗到细）、（由低级到高级）、（由简单到复杂）的规律。

4. 人工免疫的类型包括（主动免疫）和（被动免疫）。

5. 新生儿沐浴室温调节在（26～28℃）之间，调节水温至（38～40℃）左右。沐浴时间宜选择（喂奶 1 小时之后）。

三、选择题

1-5 ACDAC　6-10 ADECC　11-14 EDDA

四、简答题

1. 预防接种的一般禁忌证有哪些?

答：①患有自身免疫性疾病或免疫缺陷者。②发热、患活动性肺结核、肝病、急性传染病、较重的心脏与肝肾疾病、有哮喘、过敏史者或有严重化脓性皮肤病等。③有急性传染病接触史而未过检疫期者暂不接种。

2. 新生儿沐浴的注意事项有哪些?

答：①清洁眼部时应由内眼角擦向外眼角。②清洗头部时要防止耳朵进水，注意保护前囟，避免加压。③注意清洁皮肤的皱褶处。④每次沐浴后应对脐部进行消毒处理。

3. 新生儿家庭访视的时间与重点内容是什么?

答：社区护士应在新生儿出院回家后 24 小时内，一般不超过 72 小时进行家庭访视。访视的时间与内容如下：

（1）初访（生后 3 天内）：①询问新生儿出生前后的情况。②评估新生儿居住环境。③测量体重、身长、体温，检查皮肤、脐部等。④指导新生儿常规护理，宣教母乳喂养。⑤发现异常问题及时给予指导和处理。

（2）周访（生后 5～7 天）：①观察新生儿一般情况，询问新生儿喂养、哭声、大小便情况。②检查脐带是否脱落及有无红肿、渗血；检查有无红臀及破损等。③对发现的问题给予护理指导。

（3）半月访（生后 10～14 天）：①测量身长体重，检查生理性黄疸是否消退。②指导家长给新生儿补充维生素 D。③询问喂养情况、大小便情况、及一般护理情况，并提供相应的指导。

（4）满月访（生后 27、28 天）：询问喂养、护理情况；测量身长、体重及进行全面体格检查，如发现异常应找出原因并给予指导。

4. 怎样进行气管异物的院前急救与预防?

答：

（1）院前急救：家长应避免惊慌，诱导其用力咳嗽争取将异物咳出，在不能清楚看见异物的情况下，切忌盲目徒手取异物，应立即呼救急救服务或送入医院。现场急救时可重复拍背法、冲击法及人工呼吸，如果阻塞物排出后呼吸未恢复，应进行口对口人工呼吸。

（2）预防：鼓励细嚼慢咽，注意避免进食较小、较硬而光滑的食物，以免误咽。教导儿童在说话或大笑前先咀嚼食物并咽下；进食时不要逗孩子说笑、哭闹，以防食物呛入气管。

第九章

一、名词解释

1. 青少年卫生保健：针对青少年的生理发育特点和心理学发育特点开展的整体、全面、连续的健康管理，从预防的观点出发，研究各年龄段的生理学特点及心理特点。

2. 肥胖：指人体内脂肪堆积过多或分布异常，体重增加，当体重超过标准体重 20% 以上时称为肥胖。

二、填空题

1. 个体生长发育的第二个高峰期是（青春期），最主要的表现为（第二性征的出现和性成熟）。

2. 青春期发育：包括（生殖器官形态发育）、（功能发育）和（第二性征发育）。

3. 青少年（6~7 岁）乳牙开始脱落，恒牙开始萌出，（12~14 岁）左右乳牙全部脱落，此时恒牙只有 28 颗，最后 4 颗要（18~25 岁）左右长出。

4. 学生每日学习时间，小学不超过（6 小时），中学不超过（8 小时），大学不超过（10 小时）。

三、选择题

1-5 DEECC　6-10 CBCCC

四、案例分析题

青少年的龋齿问题非常严重，2010 年，吉林省大安市对大安市三中和舍力镇中学 2890 名学生龋齿发病情况进行调查。结果龋齿 733 人，总患龋率 25.50%，各年级女生患龋率高于男生。下位六龋齿患龋率达 10.5%~13.3%。学生患龋率随年龄递增，女生高于男生。

请你说说龋齿的预防保健措施。

答：预防保健措施：

（1）对儿童青少年进行口腔保健知识宣教。

（2）培养儿童青少年良好的口腔卫生习惯，坚持早晚刷牙、餐后漱口。

（3）指导儿童青少年采用正确的刷牙用物及方法，上牙从上往下刷，下牙从下往上刷，咬合面来回刷。

（4）合理安排儿童青少年每日膳食，控制含糖食物的摄入量，补充维生素 C、D 和无机盐。

（5）定期口腔检查，每半年或一年检查一次，必要时可采用局部用氟和窝沟封闭法防龋齿。

第十章

一、名词解释

1. 妇女保健：是指针对女性不同时期的生理、心理特征，以社区群体为对象，通过采取以预防为主、以保健为中心、防治结合的综合措施，维护和促进妇女的身心健康，降低孕产妇死亡率，控制疾病的传播和遗传病的发生，从而提高妇女的健康水平。

2. 围绝经期：是指妇女在绝经前后出现的因卵巢功能逐渐衰退，生殖器官开始萎缩向衰退过渡的时期，并可引发一系列躯体和精神心理症状。

二、填空题

1. 妇女的特殊时期包括（青春期）、（围婚期）、（妊娠期）、（围产期）和（围绝经期）保健。

2. 我国婚姻法明确规定（直系亲属）和（三代以内的旁系血亲）禁止结婚。

3. 从医学角度看，女性最佳生育年龄为（25～29周岁），男性为（25～35周岁）。

4. 常见的妊娠合并症有（心脏病）、（糖尿病）和（病毒性肝炎）。

5. 产前检查的时间为孕12周后每（4周）一次，28周后每（2周）一次，36周后（每周）一次。

6. 产后妇女保健一般是指对（从胎盘娩出后）到（产后6周）的生理恢复期的妇女进行的身心保健。

三、选择题

1-5 BBBEB 6-10 EADED 11-14 DAAE

四、简答题

1. 避孕的方法主要有哪些？

答：可采用：①屏障避孕法：包括阴茎套、阴道隔膜、外用避孕药、女用避孕套；②宫内节育器。③药物避孕法。④安全期避孕。⑤紧急避孕。

2. 产前检查的内容包括哪些：

答：（1）首次产前检查：①病史：详细询问病史、本次妊娠经过等，并推算孕妇的预产期。②全身检查。③产科检查。④辅助检查。⑤心理社会评估。

（2）复诊产前检查：询问前次产前检查之后有无特殊情况出现，测量体重和血压，检查有无水肿及其他异常，复查胎位，注意胎儿大小及其成熟度等。

3. 产后访视的内容主要有哪些？

答：①了解全身状况，观察产后生命体征的变化。②观察腹部或会阴部伤口的愈合情况，评估有无红肿、热痛等感染征象，并给予指导。③检查子宫收缩情况。④检查恶露的性状与量。⑤检查乳房有无肿胀与疼痛、乳头有无皲裂及乳汁分泌情况等。⑥询问新生儿睡眠、喂养和大小便情况等。⑦督促产妇在产后 42 天到医院门诊复查全身、盆腔器官及哺乳情况。

4. 简述母乳喂养的方法。

答：①哺乳前热敷乳房、乳头部 3 ~ 5 分钟，对乳房进行按摩。②开始哺乳时母亲和婴儿身体接近，脸面相对，边哺乳边观察，避免婴儿鼻部受压。一般产后半小时应开始哺乳，鼓励按婴儿的需要哺乳。每次哺乳时让婴儿吸空一侧乳房再吸另一侧。一次哺乳时间最好不超过 15 ~ 20 分钟，以免过度吸吮引起乳头皲裂。③哺乳后抱起婴儿轻拍背部 1 ~ 2 分钟，排除胃内残留空气，以防溢奶或吐奶。

5. 孕期的日常生活保健指导包括哪些内容？

答：（1）合理的饮食与营养：保证足够的热量与蛋白质供应，及钙、铁、锌、碘等无机盐和微量元素的摄入，多吃水果蔬菜，妊娠前 3 个月补充叶酸。足月妊娠时体重增加 12Kg 为宜。

（2）日常活动与休息：避免过重的劳动及强迫体位作业，需保证充足的睡眠，睡眠以侧卧为宜。在日常生活中应注意采取舒适的站姿和坐姿。

（3）个人卫生与衣着：衣着应宽松、舒适、透气性好，不宜穿高跟鞋。每日清洁会阴并更换内裤，经常洗澡。妊娠期有出血现象及妊娠 28 周后，禁止盆浴。

（4）性生活指导：妊娠 12 周以前及 28 周以后，应避免性生活。

（5）避免不良因素影响：避免吸烟、嗜酒、微生物、放射线、高温、噪音以及有毒的化学物质对胎儿的影响。

第十一章

一、名词解释

1. 老化：即衰老，是指人体从出生到成熟期后，随着年龄的增长而产生的一系列的进行性、全身性结构和功能状态上的退行性变化，导致机体对内外环境适应能力逐渐减退的现象。

2. 健康老年化：又称健康老龄化，是指老年人在晚年能够保持躯体、心理和社会生活的完好状态，将疾病或生活不能自理推迟到生命的最后阶段。

3. 跌倒：是指无论可否避免，在平地行走或从稍高处摔倒在地并造成伤害。

4. 便秘：是指排便困难、排便次数减少（每周少于 3 次）且粪便干硬，便后无舒畅感。

二、填空题

1. 老年人关节的退行性改变，尤以（膝关节）、（腰）和（脊柱）最明显。

2. 老年人健康状况常通过（询问病史）、（体格检查）、（实验室检查）及（功能评估）来评价。

3. 日常生活功能包括（基本日常生活功能）和（工具性日常生活功能）。

4. 老年人跌倒多数发生在室内，主要是（浴室）、（卧室）和（厨房内）；少数发生在室外，主要是（街沿）和（台阶处）。

5. 尿失禁的类型包括（急迫性）、（压力性）、（假性）、（暂时性）和（混合性）尿失禁。

三、选择题

1-5 CBCDE 6-10 ECBBD 11-12 DA

四、简答题

1. 反映社区老年人健康水平的指标有哪些？

答：主要包括社区老年人口比、老年人死亡率（各阶段老年人的死亡率、死因顺位）、预期寿命、患病情况（包括患病率、疾病构成比等）、健康行为、对卫生服务的利用、经济收入、受教育情况、婚姻状况、婚姻关系和生活安排及宗教信仰等。

2. 老年人患病的特点是什么？

答：①患病率高；②不能全面正确提供病史；③起病隐匿，发展缓慢，症状体征不典型；④多种疾病同时存在、病情复杂；⑤病情变化迅速，易出现危象；⑥病程长、康复慢、并发症多。

3. 简述跌倒的预防措施。

答：①重视相关疾病的防治：定期到医院做跌倒风险评估，积极防治可诱发跌倒的疾病。②合理用药：尽量减少用药的种类和剂量，缩短疗程，并在用药前做好宣教。③对老年人居住的环境应重点评估与改善。④增加体力锻炼和保持精神活动。⑤必要时使用辅助器具。

4. 简述便秘的护理。

答：①饮食调整：多吃含纤维素高的蔬菜、水果和食物，增加润滑肠道的食物，每天饮水量在 2000ml ~ 2500ml 为宜。②行为调整：改变静止的生活方式，建立良好的排便习惯。③心理护理。④为老年人提供隐蔽的排便环境。⑤腹部按摩 在清晨和晚间排尿后取仰卧屈膝位，沿结肠走向，自右下腹向上到右上腹，横行至左上腹，再向下至左下腹，沿耻骨上回到右下腹按摩。⑥用药指导：指导患者避免长时间服用泻药，温和的口服泻药多在服后 6h ~ 10h 后发挥作用，晨起后排便，宜在睡前 1h 服用。⑦以上方法无效时，可进行灌肠。

5. 尿失禁的行为治疗有哪些方法？

答：①盆底肌训练：缩肛（提肛）法。屏气时提收会阴（要持续数秒钟），呼气时放松肛门，一收一放为 1 次，反复做 10min，每日 2 遍或 3 遍。下蹲法。②膀胱训练治疗：适用于急迫性尿失禁。通过收缩肛门、两腿交叉的方法来控制排尿，然后逐步延长间隔时间。③耻骨肌训练。④提示排尿法。⑤间歇性导尿。

第十二章

一、名词解释

1. 康复护理：是在总体康复医疗计划下，为达到全面康复的目标，与其他康复专业人员共同协作，对残疾者、慢性病伴有功能障碍者进行适合康复医学要求的专门的护理和和各种专门的功能训练，以预防残疾的发生、发展及继发性残疾，减轻残疾的影响，最终使患者达到最大限度的康复并重返社会。

2. 社区康复护理：指将现代整体护理融入社区管理，在康复医师的指导下，在社区层次上，以家庭为单位，以健康为中心，以人的生命为过程，社区护士依靠社区内各种资源，如残疾者的家属、义工和所在社区的卫生、教育、劳动就业和社会服务等部门的合作，对社区伤残者进行的护理。

3. 日常生活活动：是人们在日常生活中，为完成衣、食、住、行，保持个人卫生整洁和独立的社会活动所必需的一系列基本活动，是人在独立生活中反复进行的、最基本、最有共性的活动。

二、填空题

1. 残疾分为残损、残疾和残障，分别代表（器官）、（个体）和（社会）3 个不同水平上的功能障碍。

2. 社区康复护理的对象包括（残疾人）、（慢性病患者）和（老年人）。

3. 吞咽功能训练多采用（咽部冷刺激）、（冰块刺激）的方法。

4. 更衣训练时，偏瘫患者穿衣（先穿患肢），脱衣时（先脱健肢）。

5. 良肢位的摆放主要包括（仰卧位）、（健侧卧位）和（患侧卧位）。

三、选择题

1-5 BEEDC　6-10 BCDEC

四、简答题

1. 简述康复护理的原则。

答：①开展实用、有效的功能训练；②积极开展三级预防；③实现病人的自我照护；④追求全面康复

2. 呼吸功能训练的方法有哪些？

答：

（1）腹式呼吸训练 患者取放松卧位或坐位，手在上腹部和胸骨下，呼吸时腹部放松，经鼻缓慢深呼气，用鼻吸气同时放松膈肌，使其向腹部移动，缩唇呼气同时放松腹部肌肉，使膈肌复位。

（2）抗阻呼吸训练：可以采用吹哨样呼气、吹瓶呼吸、吹球囊呼吸和发音呼吸等。

（3）局部呼吸训练：指在胸部局部加压的呼吸方法。

（4）排痰训练：①体位引流；②胸部叩击、震颤；③咳嗽训练。

（5）呼吸肌训练：①增强吸气肌练习；②增强腹肌练习。

3. 简述小便训练的方法。

答：①协助患者养成定时排尿的习惯；②盆底肌肉的训练：在不收缩腹肌、臀部肌肉的前提下收缩会阴及肛门括约肌的训练；③诱发排尿反射：可用温水冲洗会阴、牵拉阴毛、轻

叩耻骨上区等方法。④屏气法：取坐位，身体前倾，深吸气后屏住呼吸，用力向膀胱及骨盆底部做排尿动作。⑤手压法：由脐部向耻骨方向滚动加压。⑥协助患者掌握床上便器的使用。

4. 简述轮椅处方。

答：①座位宽度：是两臀或两侧股骨大转子之间的最大距离加上 5cm。②座位深度：是后臀部至小腿腓肠肌后缘之间的水平距离减去 5～7cm。座位太深，会压迫腘窝部，影响血液循环；座位太浅，身体重心太靠前，轮椅平衡难以掌握。③座位高度：为足跟至腘窝的距离加上 5cm。放置脚踏板距地面至少 5cm。④靠背高度：为坐面至腋窝的距离减去 10cm，但颈椎高位损伤者，应选用高靠背，距离为坐面至肩部的距离。

第十三章

一、名词解释

1. 慢性病：又称慢性非传染性疾病。不是特指某种疾病，而是对一类起病隐匿，病程长，病情迁延不愈，缺乏确切的传染性证据，病因复杂，且有些尚未完全被确认的疾病的概括性总称。

2. 自我护理：是指个体在稳定或变化后的环境中为维持生命，增进健康与幸福，确保自身功能健全和发展而实行的自我照顾和自我健康管理活动。

二、填空题

1. 慢性病分为（致命性慢性病）、（可能威胁生命的慢性病）、非致命性慢性病三类。

2. 慢性病病人运动锻炼有三种类型，其一是侧重于身体柔韧性的运动锻炼，其二是侧重于（增强肌力）的运动，其三是（增强机体耐力）的运动锻炼。

3. 慢性病的危险因素有不良生活习惯、（自然和社会环境）、个人的遗传和生物以及（精神心理因素）。

三、选择题

1-5 CBADA　6-10 EBBDE　11-15 AADBC　16-19 CBAE

四、简答题

1. 简述慢性病的特征。

慢性病的特征包括：①隐蔽性强；②致病因素复杂；③病程长；④可预防性；⑤并发症多；⑥致残率高；⑦治愈率低。

2. 简述慢性病的主要类型。

主要类型包括：①致命性慢性病；②可能威胁生命的慢性病；③非致命性慢性病。

3. 慢性病的主要危险因素有哪些？

①不良生活习惯：主要包括饮食、运动等因素。②自然和社会环境：自然环境中的空气污染、噪音污染、水源土壤污染等，都与癌症或肺部疾病关系密切。社会环境中健全的社会组织、社会普及教育程度、医疗保健服务体系等都会影响人们的健康。③个人的遗传、生物

以及家庭因素：许多慢性病可能与遗传因素或家庭共同的生活习惯有关。慢性病可以发生于任何年龄，但发生的比例与年龄成正比。④精神心理因素：生活及工作压力会引起紧张、恐惧、失眠、甚至精神失常。

4. 什么是社区慢性非传染性疾病防控的三级预防？

慢性病的一级预防是针对全社区人群开展危险因素的预防，通过减少疾病的危险因素，预防疾病的发生，达到降低慢性病的发病率；二级预防是针对高危人群，减轻或逆转危险因素，促进疾病的早期发现、早期诊断和早期治疗；三级预防是针对慢性病病人开展规范化的治疗和疾病管理，以控制病情、缓解症状，预防或延缓并发症的发生，防止伤残，提高病人的生活质量。

5. 试述慢性病病人参加体育锻炼应掌握的原则。

（1）体育锻炼前，进行体格检查，了解身体健康情况。

（2）在制定体育锻炼计划时，必须根据自己身体情况、体格检查结果、锻炼的基础等区别对待，适当安排运动量。

（3）必须遵守循序渐进的原则，体育锻炼的运动量要由小到大，动作由易到难，使身体逐渐适应。

（4）坚持锻炼，持之以恒，才能使疗效逐渐积累，以恢复和提高自理能力。

（5）在医务人员的监督指导下进行锻炼。

6. 慢性病人运动锻炼中出现的问题有哪些，如何处理？

（1）心律不齐和心动过速：停止运动，测量脉搏，记录脉搏和心率次数，判断是否正常。在下次运动前向医师汇报上次运动的情况，获得正确指导。

（2）胸部、上肢、颈部、背部出现压榨感或紧迫感或疼痛：停止运动，去医院就诊。在未征得医师同意运动前，不能自行进行运动锻炼。

（3）运动后休息 10 分钟以上还有异常的呼吸困难：将此症状报告医师，在下次运动前要征得医师的同意。

（4）轻度头痛、眩晕、失神、冷汗、混乱：平卧位下肢抬高，或取坐位头放于两腿之间。如果出现 1 次以上这样的症状，要在下一次运动前与医师商谈。

（5）运动后异常的疲劳，尤其是运动 24 小时后疲劳仍然不减轻：下一次的运动不要过于激烈，要减量。如果异常的疲劳还是没有解除，要去医院接受检查，得到医师的同意后，再做下次运动。

第十四章

一、名词解释

1. 客观评估：是指对家庭客观的环境、背景、条件、结构和功能进行了解和评价。

2. 主观评估：是指用自我报告或主观测验等方法分别了解家庭成员对家庭的主观感觉、愿望和反应。

3. 分析评估：是利用家庭学原理、家庭系统理论和家庭发展的一般规律分析家庭的结构和功能状况。

4. 工具评估：是指利用预先设计好的家庭评估工具评价家庭结构和功能的状况。

二、填空题

1. （家庭结构图）是提供整个家庭的构成、结构及健康问题、家庭人口学信息、家庭生活事件、社会问题和信息的图示。

2. 工作上，常用 APGAR 问卷快速检验家庭功能。其中 A 指的是（适应度），P 指的是（合作度）G 指的是（成熟度）。

3. 家庭压力应对理论中 ABCX 模式的含义　A：表示（压力源事件）B：表示家庭应对危机所具有的资源。C：表示（家庭对事件的认识）X：表示家庭危机。

三、选择题

1-5 EECDE　6-10 DABBD　11-14 CDBC

四、简答题

1. 简述家庭健康护理评估的注意事项有哪些？

（1）从家庭成员中获得有价值的资料。

（2）正确地分析资料作出判断。其中包括认识家庭的多样性、避免主观判断、不断收集资料和修改计划、充分利用其他医务工作者收集的资料等。

2. 试述家系图的制作方法。

家系图一般由三代人组成，从上到下辈分降低，从左至右年龄降低。夫妻双方的家庭都可包含在内。每个成员的符号旁边，可按需要加注年龄及结婚、离婚、死亡、退休、遗传病或患慢性病情况。还可根据需要标明职业、文化程度、家庭决策者等家系图一般可在 5—15 分钟内完成。家系图综合性强，直观、简单明了，因此可作为家庭健康档案的基本资料。

3. 家庭健康护理评估的方法有哪些特点？

家庭健康护理评估的方法很多，一般都具有以下几特点：①大部分内容由服务对象完成；②简明易懂；③可在短时间内完成；④适用于不同的社会、经济和文化阶层；⑤能提供较完整的资料，反映家庭结构与功能的各个重要方面。

第十五章

一、名词解释

1. 社区诊断：是运用社会学、人类学和流行病学的研究方法对社区各方面进行考察，发现和分析问题，通过实施卫生行动，充分利用社区现有的卫生资源来解决社区的主要卫生问题的过程。

2. 参与观察：是指观察者要深入到被观察对象的日常生活中，将自己视为他们中的一员，通过仔细的体验和观察，获取研究对象的表征、态度、生活行为习惯和有关健康方面的第一手资料。

3. 结构式访谈：是指调查者根据事先设计的调查表格或问卷对调查对象逐一进行询问来收集资料的过程开放式问题：指那些只有提问，而没有提供备选答案，被调查者可自由回答的问题。

4. 封闭式问题：在提问同时，提供两个及以上的备选答案，要求回答者按要求从中选择适合自己的答案。

二、填空题

1. 社区诊断常常采用（定性研究）和（定量研究）相结合的方法。

2. 观察法可分为（参与）观察和（非参与）观察。

3. 深入访谈法可分为（个别）访谈法和（集体）访谈法。

4. 问卷的结构包括（封面信）、指导语、（问题及答案）、资料的登记。

5. 专题小组讨论人数以（8~10）人为宜，讨论时间以（1~1.5）小时为宜。

三、选择题

1-5　BBACE　6-10 DEEDD　11-15 ABCBC　16-20 CDDBB　21-25 DABDA　26 E

四、简答题

1. 社区诊断的目的主要包括哪些？

（1）发现社区存在卫生问题。

（2）评价居民的卫生服务需求。

（3）确定让区卫生问题的优先权。

（4）为制订社区卫生服务计划提供资料。

（5）动员全社区的力量参与社区卫生服务计划的指定与实施。

2. 社区诊断的资料来源有哪些？

统计报表、医疗卫生工作记录和报告卡片、社区调查。

3. 简述社区诊断的步骤。

确定社区诊断的目标、确定目标社区和目标人群、收集资料、提出初步的卫生服务需求、决定优先解决的卫生问题、考虑干预的可行性、写出诊断报告。

4. 社区诊断的意义有哪些？

为卫生行政管理部门及有关社会部门编制计划和决策提供科学依据，有利于有针对性地开展社会防治和自我保健；通过社会诊断来评价卫生工作的成效，寻找今后工作重点；有助于将有限的卫生资源用于解决主要社会卫生问题，提高卫生资源的利用效益；有助于树立大卫生观，推进医学模式的转变。

5. 谈谈设计问卷时就要遵守的原则有哪些？

（1）目的原则：一般说来，问卷中的内容须按研究或调查的目的来设计。即问卷中的每一个问题都应与研究目的相关。

（2）题量适度原则：问卷中的问题数量要适宜，完成一份问卷的时间不应过长，一般不超过30分钟，最好在20分钟以内。

（3）不列人原则：一些敏感性问题或者是调查对象禁忌的问题不宜列入问卷，另外答案容易集中在某一方面的问题也不宜列入。因为这些问题不能区别不同的被调查者，而没有分析价值。

（4）易回答原则：问卷的问题和答案用词必须简明清楚、恰当准确、易理解。问题的描述应具体而不抽象，尽量避免用含糊语言与词汇、避免用专业性术语或俗语以及避免过多的修饰等，以免不易被人理解。

（5）中性原则：如果研究者把自己的观点和倾向带入问卷，产生诱导性提问，从而人为地增加某些回答的概率，产生偏误。

（6）一事一问原则：如果一个问题中包含了两个或两个以上的概念，称为双重装填问题。对双重装填问题，有些应答者可能难以作出回答从而导致应答率下降。因此每个提问都只能包含一件事或一个单独的意思。

（7）具体化原则：设计问卷时，应尽量避免抽象提问。

（8）迂回原则：敏感性问题易引起回答者紧张和反感，因此在一般的问卷中，应尽量避免敏感性问题，对它们宜做专题研究。如果问卷确实要包括敏感问题，在设计时，还可采取迂回提问，避免直接提问，并适当诱导。

6. 观察法的优缺点有哪些。

优点是：①常常可以获得其他方法不易获得的资料；②观察法的收缩性较大，有充裕的时间与被观察对象接触；③有利于进行纵向研究，发现一些现象的倾向性。

缺点是：①对观察者的要求很高，须掌握地方方言及较高的调查技巧；②难以了解被观察者行为深层次的原因；③对于环境因素难以控制；④观察结果一般是定性的，统计分析比较困难，且难于重复调查；⑤参与性观察常常要花费较长的时间；⑥观察研究的样本较小。

7. 专题小组成员有哪些要求。

专题小组成员的要求：①有共同特征或共同兴趣；②其年龄、性别、资历相对集中；③成员间最好彼此之间不熟悉；④小组的成员必须对所涉及的议题发表意见，且乐于与其他参与者交流；⑤尽可能照顾到样本的代表性。每个小组的人数以8~10人为宜，便于参与者间相互交流。

8. 结构式访谈优点有哪些？

结构式访谈优点：①具有灵活性：访谈员可以针对问卷中易引起误解或不理解的内容进行必要的说明，并可在访谈中随时纠正和完善被访谈者对问题的回答；②对被访者的文化要求不高；③问卷回收率较高；④获取非文字信息：在访谈过程中，访谈员可以根据被访者的姿势、语气、表情、反应等非文字信息来判断其回答的真实性；⑤易控制访谈的环境，避免第三者对访谈的影响；⑥结构式访谈可以对调查的问题进行详细的说明和必要的解释，因此可以在问卷中列入较为复杂的问题。